（赠光盘）

# 傅青主医学全书

张存悌　主编

辽宁科学技术出版社
·沈　阳·

图书在版编目（CIP）数据

傅青主医学全书 / 张存悌主编. —沈阳：辽宁科学技术出版社，2013.11（2025.3 重印）
ISBN 978-7-5381-8217-0

Ⅰ.①傅… Ⅱ.①张… Ⅲ.①中国医药学—中国—清代 Ⅳ.①R2-52

中国版本图书馆 CIP 数据核字（2013）第 192262 号

出版发行：辽宁科学技术出版社
　　　　　（地址：沈阳市和平区十一纬路 25 号　邮编：110003）
印　刷　者：辽宁新华印务有限公司
经　销　者：各地新华书店
幅面尺寸：145mm × 210mm
印　　张：7.25
字　　数：200 千字
印　　数：13001~14000
出版时间：2013 年 11 月第 1 版
印刷时间：2025 年 3 月第 11 次印刷
责任编辑：寿亚荷
封面设计：翰鼎文化 / 达达
版式设计：袁　舒
责任校对：刘美思

书　　号：ISBN 978-7-5381-8217-0
定　　价：30.00 元（赠光盘）

联系电话：024-23284370
邮购热线：024-23284502
E-mail:syh324115@126.com

原　著　傅　山

主　编　张存悌

编校者　张存悌　于永敏　王　颖　张　宏

　　　　李宝岩　刘立克　刘美思　林　玉

　　　　苏晓文　刘　实　杨洪云　齐　辉

# 序

执成方而治病，古今之大患也。昔人云："用古方治今病，如拆旧屋盖新房，不经大匠之手经营，如何得宜？"诚哉是言！昔张仲景先生作《伤寒论》立一百一十三方，言后世必有执其方以误人者，甚矣！成方之不可执也，然则今之女科一书，何为而刻乎？此书为傅青主徵君手著，其居心与仲景同而立方与仲景异，何言之？仲景《伤寒论》杂症也，有五运六气之殊，有中表传里之异，或太阳或太阴不一，其秉或内伤外感不一，其原或阳极似阴阴极似阳不一，其状非精心辨证、因病制方，断不能易危就安，应手即愈。此书则不然，其方专为女科而设，其症则为妇女所同、带下、血崩、调经、种子以及胎前产后，人虽有虚实寒热之分，而方则极平易精详之至，故用之当时而后传之后世而无不效，非若伤寒杂病，必待临证详审化裁通变，始无讹误也。尝慨后世方书汗牛充栋，然或偏攻偏补专于一家，主热主寒坚执谬论，炫一己之才华，失古人之精奥，仲景而后，求其贯彻灵、素，能收十全之效者，不数数觏。读徵此书，谈症不落古人窠臼，制方不失古人准绳；用药纯和，无一峻品；辨证详明，一目了然；病重者十剂奏功，病浅者数服立愈。较仲景之《伤寒论》，方虽不同，而济世之功则一也。此书晋省抄本甚多，然多秘而不传，间有减去药味，错乱分量者，彼此参证，多不相符，兹不揣冒昧，详校而重刊之。窃愿家置一编，遇症翻捡，照方煎服，必立起沉疴，并登寿域，或亦济人利世之一端也夫！

**道光十一年新正上元同里后学祁尔诚谨序**

# 序

世传先生字不如诗，诗不如画，画不如医，医不如人。先生之高远，固不可以区区之医见也。而先生有所著《性史》、《十三经字区》、《周易偶释》、《周礼音辨条》、《春秋人名、地名韵》、两汉人名韵》等书，不概见于世，虽欲言先生之高，莫之由也。今读先生之传，想先生之为人，岂非所谓天子不得臣，诸侯不得友者欤？

先生有《女科》传于世，平尝遵治家人妇女，无一不效。尝语人曰："先生《女科》，神乎神矣。惜未有《男科》传焉。"或谓："子不闻谚乎？能治十男子，不治一妇人，女科难，男科易，故有传有不传耳。"似也，而心疑之。癸亥（同治二年、公元1863年）秋，有邦定罗公，持先生《男科》、《小儿科》以相示，平见而奇之，究其所从来。罗曰："道光初年，余家刻印先生《女科》，是时平定州孙毓芝先生，为余家西席，由平定州携至舍下，余录之，藏箧已四十余年矣。今有乡人生产，胞衣不下，求方于余。余搜《女科》而得此，因子好《女科》，而特为相示。"平受而读之，欲付手民而窘于赀。冬十月，有宝翰罗公、正南王公、书铭安公、敦友罗公，亦善此书，于是各捐板资于亲友，以共成其事。愿仁人君子，勿视此为易易。

先生此书，只言病之形，不论病之脉，明白显易，使人一刻而即知其病是寒是热，属实属虚，真深入而显出，似易而实难也，非深精脉理，不能为此。先生盖精于岐黄而通以儒义，不囿于叔和、丹溪之言而独有所见，探古人未探之本，传古人未传之妙，实大有益于人世，能救死于呼吸之间也。平本才疏，不足为先生序，而梓人索序，孔极待观者，又欲速成其书，为述其稿之所由来，版之所由成，以待能文之士，弃此而重为之序，是则此书之深幸耳。

同治二年十二月康衙王道平识

# 明生员傅山先生传

## 提督学政嵇曾筠撰

傅先生名山，字青主，一字公佗。阳曲人，祖霖，官山东辽海参议。父之漠，明经授徒，号离垢先生。山生而颖异，读书十行并下，过目辄能成诵。年十四，督学文太青拔入庠。继文者，袁临侯先生继咸也。一见深器之，准食饩。檄取读书"三立书院"，时时以道学相期许。山益发愤下帷。袁每云："山，文诚佳，恨未脱山林气耳。"崇祯丙子，继咸为直指张孙振诬诋下狱，山徒步走千里外，伏阙讼冤。孙震怒，大索山，山敝衣褴褛，转徙自匿，百折不回，继咸冤得白。当是时，山义声闻天下。后继咸官南方，数召山，山终不往。

国朝定鼎，自九江执继咸北上，山乃潜入都，密候继咸起居。继咸见杀，山收其遗蒉而归。山性至孝，父之漠病笃，朝夕稽颡于神，愿以身代。旬日父愈，人谓孝通神明。不异黔娄云：执亲丧，哀毁特甚，苫块米饮，不茹蔬果。友爱诸季，先人遗产，弟荡费强半，终身无怨色。弟殁，抚遗孤过于己子。失偶时年二十七，子眉甫五龄，旁无妾媵，誓不复娶。于里党姻戚，竭力赒其缓急，为人分别有让，恭俭下人。与人言：依于忠孝，谋事要于诚实。盖其敦厚彝伦，根本自然非有强也。自李自成犯京师，明庄烈皇帝殉国，山遂绝意进取，弃青衿为黄冠，号石道人。荐衣草履，时遨游于平定、祁汾间，所至有墨痕笔迹。工诗赋，善古文词，临池得二王神理，该博古今典籍，百家诸子，靡晃淹贯。大叩大鸣，小叩小鸣，复自托绘事写意，曲尽其妙。精岐黄术，邃于脉理，而时通以儒义，不拘拘于叔和、丹溪之言。踵门求医者户常满，贵贱一视之。家故饶，至是渐益窶，安贫乐道泊如也。屋舍田园，多为细人窃据，概置不问。康熙戊午，诏举博学宏词，廷臣交章荐山，山坚以老病辞。当事者立迫就道，道称股病不能行，肩舆异入都，卧旅邸不赴试。满汉王公九卿、贤士大夫，下逮马医夏畦、市井细民，莫不重山行义，就见者罗溢其门，子眉送迎常不及。山但敧榻上言："衰老不可为礼。"诸贵人以此重山，弗之怪也。明年三月，吏部验病入告，奉旨，傅山文学素著，念其年迈，特授内阁中书，著地方官存问，遂得放归。归愈淡泊，自甘僻居远村，不入城府。然钦其名者益众，率纡道往见，冀得一面为荣。又六年卒，远近会葬者，数千百人。山所著有《性史》、《十三经字区》、《周易偶释》、《周礼音辨条》、《春秋人名韵、地名韵》、《两汉人名韵》等书。

秸礼斋曰：昔者尝怪先生值尧舜之世，笃志高尚，恳辞徵辟，何其果也。及读汉史，见周党、王霸之为人，初不辱于新莽，建武复辟，连徵不起，乃知士各有志。先生盖在道而隐者也，彼诚见夫有明末季，上下交征利，卒灭亡于寇盗之手，固己心寄夫长林奉草矣，宁复以青紫为荣耶？至若义白知己之冤，其贤于世之平居师友相亲慕，临难背负，不一引手救，漠然若不相识者，亦远矣。古云：民生于三，事之如一，惟其所在则致死焉。先生真无愧哉！

赞曰：于惟先生，得圣之清，讼冤奔讣，蒙难不惊。辞荣却聘，先民是程，功在名教，百世景行。

# 目　录

## 傅氏女科

# 傅氏男科

## 傅氏外科

## 傅氏儿科

# 傅氏女科

# 女　科

## 女科上卷一

### 带　下

#### 白带下一

夫带下俱是湿证，而以带名者，因带脉不能约束，而有此病，故以名之。盖带脉通于任、督，任、督病带脉始病。带脉者，所以约束胞胎之系也。带脉无力则难以提系，必然胎胞不固，故曰：带弱则胎易坠，带伤则胎不牢。然而带脉之伤，非独跌闪挫气已也，或行房而放纵，或饮酒而癫狂，虽无疼痛之苦，而有暗耗之害，则气不能化经水，而反变为带者，病矣。故病带者惟尼憎、寡妇、出嫁之女多有之，而在室女则少也。况加以脾气之虚，肝气之郁，湿气之侵，热气之逼，安得不成带下之病哉！故妇人有终年累月下流白如涕如唾，不能禁止，甚则臭秽者，所谓白带也。夫白带乃湿盛而火衰，肝郁而气弱，则脾土受伤，湿土之气下陷，是以脾精不守，不能化荣血以为经水，反变成白滑之物，由阴门直下，欲自禁而不可得也。治法宜大补脾胃之气，稍佐以舒肝之品，使风木不闭塞于地中，则地气自升腾于天上，脾气健而湿气消，自无白带之患矣。方用完带汤：

白术（土炒）　山药（炒）各一两　人参二钱　白芍（酒炒）五钱　车前子（酒炒）　苍术（制）各三钱　陈皮　黑芥穗各五分　甘草一钱　柴胡六分

水煎服。二剂轻，四剂止，六剂则白带痊愈。此乃脾、胃、肝三经同治之法，寓补于散之中，寄消于升之内。升提肝木之气，则肝血不燥，何至于下克脾土；补益脾土之元，则脾气不湿，何难分消水气。至于补脾而兼以补胃者，由里以及表也。脾非胃气之强，则脾之弱不能旺，是补胃正所以补脾耳。

## 青带下二

妇人有带下而色青者，甚则绿于绿豆汁，稠黏不断，其气腥臭，所谓青带也。夫青带乃肝经之湿热。肝属木，木色属青，带下流如绿豆汁，明明是肝木之病矣。但肝木最喜水润，湿亦水之积，似湿非肝木之所恶，何以竟成青带之证？不知水为肝木之所喜，而湿实肝木之所恶，以湿为土之气故也。以所恶者合之所喜必有违者矣。肝之性既违，则肝之气必逆。气欲上升，而湿欲下降，两相牵掣，以停住于中焦之间，而走于带脉，遂从阴器而出。其色青绿者，正以其乘肝木之气化也。逆轻者，热必轻而色青；逆重者，热必重而色绿，似乎治青易而治绿难，然而均无所难也。解肝木之火，利膀胱之水，则青绿之带病均去矣。方用加减逍遥散：

茯苓　白芍（酒炒）　甘草各五钱　柴胡一钱　茵陈三钱　陈皮一钱　栀子（炒），三钱

水煎服。二剂而色淡，四剂而青绿之带绝，不必过剂矣。夫逍遥散之立法也，乃解肝郁之药耳，何以治青带者斯其神与？盖湿热留于肝经，因肝气之郁也，郁则必逆，逍遥散最能解肝之郁与逆。郁逆之气既解，则湿热难留，而又益之以茵陈之利湿，栀子之清热，肝气得清，而青绿之带又何自来！此方之所以奇而效捷也。倘仅以利湿清热治青带，而置肝气于不问，安有止带之日哉！

## 黄带下三

妇人有带下而色黄者，宛如黄茶浓汁，其气腥秽，所谓黄带是也。夫黄带乃任脉之湿热也。任脉本不能容水，湿气安得入而化为黄带乎？不知带脉横生，通于任脉，任脉直上走于唇齿，唇齿之间原有不断之泉，下贯于任脉以化精，使任脉无热气之绕，则口中之津液尽化为精，以入于肾矣。惟有热邪存于下焦之间，则津液不能

化精而反化湿也。夫湿者，土之气，实水之侵；热者，火之气，实木之生。水色本黑，火色本红，今湿与热合，欲化红而不能，欲返黑而不得，煎熬成汁，因变为黄色矣，此乃不从水火之化，而从湿化也。所以世之人，有以黄带为脾之湿热，单去治脾而不得痊者，是不知真水、真火合成丹邪、元邪，绕于任脉、胞胎之间，而化此黄色也。单治脾何能痊乎？法宜补任脉之虚，而清肾火之炎，则庶几矣。方用易黄汤：

山药（炒）　芡实（炒）各一两　黄柏（盐水炒）二钱　车前子（酒炒）一钱　白果（碎）十枚

水煎。连服四剂，无不痊愈。此不特治黄带方也，凡有带病者，均可治之，而治带之黄者更奇也。盖山药、芡实专补任脉之虚，又能利水，加白果引入任脉之中，更为便捷，所以奏功之速也。至于用黄柏清肾中之火也，肾与任脉相通以相齐，解肾中之火，即解任脉之热矣。

## 黑带下四

妇人有带下而色黑者，甚则如黑豆汁，其气亦腥，所谓黑带也。夫黑带者，乃火热之极也。或疑火色本红，何以成黑？谓为下寒之极或有之。殊不知火极似水，乃假象也。其症必腹中疼痛，小便时如刀刺，阴门必发肿，面色必发红，日久必黄瘦，饮食必兼人，口中必热渴，饮以凉水，少觉宽快。此胃火太旺，与命门、膀胱、三焦之火，合而熬煎，所以熬干而变为炭色，断是火热之极之变，而非少有寒气也。此等之症，不至发狂者，全赖肾水与肺金无病，其生生之气，润心济胃以救之耳。所以但成黑带之症，是火结于下而不炎于上也。治法惟以泻火为主，火热退而湿白除矣。方用利火汤：

大黄三钱　白术（土炒）五钱　茯苓二钱　车前子（酒炒）三钱　王不留行二钱　黄连三钱　栀子（炒）　知母各二钱　石膏（煅）五钱　刘寄奴三钱

水煎服。一剂小便疼止而通利，二剂黑带变为白，三剂白亦少减，再三剂痊愈矣。或谓此方过于迅利，殊不知火盛之时，用不得依违之法，譬如救火之焚，而少为迁缓，则火热延燃，不尽不止。今用黄连、石膏、栀子、知母一派寒凉之品，入于大黄之中，则迅速扫除。而又得王不留行与刘寄奴之利湿甚急，则湿与热俱无停住之机。佐白术以辅土，茯苓以渗湿，车前以利水，则火退水进，便成既济济之卦矣。

### 赤带下五

妇人有带下而色红者，似血非血，淋漓不断，所谓赤带也。夫赤带亦湿病，湿是土之气，宜见黄白之色，今不见黄白而赤者，火热故也。火色赤，故带下亦赤耳。惟是带脉系于腰脐之间，近乎至阴之地，不宜有火，而今见火证，岂其路通于命门，而命门之火出而烧之耶？不知带脉通于肾，而肾气通于肝。妇人忧思伤脾，又加郁怒伤肝，于是肝经之郁火内炽，下克脾土，脾土不能运化，致湿热之气蕴于带脉之间；而肝不藏血，亦渗于带脉之内，皆由脾气受伤，运化无力，湿热之气，随气下陷，同血俱下，所以似血非血之形象，现于其色也。其实血与湿不能两分，世人以赤带属之心火误矣。治法须清肝火而扶脾气，则庶几可愈。方用清肝止淋汤：

白芍（醋炒）当归（酒洗）各一两　生地（酒炒）五钱　阿胶（白面炒）粉丹皮各三钱　黄柏　牛膝各二钱　香附（酒炒）一钱　红枣十枚　小黑豆一两

水煎服。一帖少止，二帖又少止，四帖痊愈，十帖不再发。此方但主补肝之血，全不利脾之湿者，以赤带之为病，火重而湿轻也。夫火之所以旺者，由于血之衰，补血即足以制火。且水与血合而成赤带之证，竟不能辨其是湿非湿，则湿亦尽化而为血矣，所以治血则湿亦除，又何必利湿之多事哉！此方之妙，妙在纯于治血，少加清火之味，故奏功独奇。倘一利其湿，反引火下行，转难遽效矣。或问曰：先生前言助其脾土之气，今但补其肝木之血何也？不知用芍药以平肝，则肝气得舒，肝气舒自不克土，脾不受克，则脾土自旺，是平肝正所以扶脾耳，又何必加人参、白术之品，以致累事哉！

【新解】带下包括白带、青带、黄带、黑带和赤带。

白带是由体内湿盛而火衰，肝郁气弱，导致脾伤、脾湿，治宜除脾胃之气，应用完带汤。

青带是由于体内肝经湿热所致，治宜解肝木之火，利膀胱之水，应用加减逍遥散。

黄带是由于体内任脉湿热，治宜补任脉之虚，清肾火之炎，应用易黄汤。

黑带是由于体内火结于下，治宜泻火，应用利火汤。

赤带是由于体内肝、脾受伤，治宜清肝火，扶脾气，应用清肝止淋汤。

# 血　崩

## 血崩昏暗六

妇人有一时血崩，两目黑暗，昏晕在地，不省人事者，人莫不谓火盛动血也。然此火非实火，乃虚火耳。世人一见血崩，往往用止涩之品，虽亦能取效于一时，但不用补阴之药，则虚火易于冲击，恐随止随发，以致经年累月不能痊愈者有之。是止崩之药不可独用，必须于补阴之中行止崩之法。方用固本止崩汤：

大熟地（九蒸）　白术（土炒焦）各一两　黄芪（生用）二钱　当归（酒洗）五钱　人参三钱　黑姜二钱

水煎服。一剂崩止，十剂不再发。倘畏药味之重而减半，则力薄而不能止。方妙在全不去止血而惟补血，又不止补血而更补气，非惟补气而更补火。盖血崩而至于黑暗昏晕，则血已尽去，仅存一线之气，以为护持，若不急补其气以生血，而先补其血而遗气，则有形之血恐不能遽生，而无形之气必且至尽散，此所以不先补血而先补气也。然单补气则血又不易生，单补血而不补火则血又必凝滞，而不能随气而速生。况黑姜引血归经，是补中又有收敛之妙，所以同补气补血之药并用之耳。

## 年老血崩七

妇人有年老血崩者，其症亦与前血崩昏暗者同，人以为老妇之虚耳，谁知是不慎房帏之故乎！夫妇人至五十岁之外，天癸匮乏，原宜闭关守寨，不宜出阵战争。苟或适兴，不过草草了事，尚不至肾火大动。倘兴酣浪战，亦如少年之好合，鲜不血室大开，崩决而坠矣。方用加减当归补血汤：

当归 (酒洗)　黄芪各一两　三七根末三钱　桑叶十四片

水煎服。二帖而少止，四帖不再发。然必须断欲始除根，若再犯色欲，未有不重病者也。夫补血汤乃气血两补之神剂，三七根乃止血之圣药，加入桑叶者，所以滋肾之阴，又有收敛之妙耳。但老妇阴精既亏，用此方以止其暂时之漏，实有奇功，而不可责其永远之绩者，以补精之味尚少也。服此四帖后，再增入：

白术五钱　熟地一两　山药四钱　麦冬三钱　北五味一钱

服百帖，则崩漏之根可尽除矣。

## 少妇血崩八

有少妇甫娠三月，即便血崩而胎亦随堕，人以为挫闪受伤而致，谁知是行房不慎之过哉！夫少妇行房，亦事之常耳，何便血崩？盖因元气衰弱，事难两顾，一经行房泄精，则妊娠无所依养，遂致崩而且堕。凡妇人之气衰，即不耐久战，若贪欢久战，则必泄精太甚，气每不能摄夫血矣。况气弱而又娠，再加以久战，内外之气皆动，而血又何能固哉？其崩而堕也亦无怪其然也。治法自当以补气为主，而少佐以补血之品，斯为得之。方用固气汤：

人参一两　白术 (土炒)　大熟地 (九蒸) 各五钱　当归 (酒洗) 三钱　白茯苓　山茱萸 (蒸) 各二钱　甘草　远志 (去心) 各一钱　杜仲 (炒黑) 三钱　五味子 (蒸) 十粒

水煎服。一帖而血止，连服十帖痊愈。此方固气而兼补血，已去之血可以速生，将脱之血可以尽摄。凡气虚而崩漏者，此方最可通治，非仅治小产之崩。其最妙者，不去止血，而止血之味含于补气之中也。

### 交感出血九

妇人有一交合则流血不止者，虽不至于血崩之甚，而终年累月不得愈，未免血气两伤，久则恐有血枯经闭之忧。此等之病，成于经水正来之时贪欢交合，精冲血管也。夫精冲血管，不过一时之伤，精出宜愈，何以久而流红？不知血管最娇嫩，断不可以精伤。凡妇人受孕，必于血管已净之时，方保无虞。倘经水正旺，彼欲涌出而精射之，则欲出之血反退而缩入，既不能受精而成胎，势必至集精而化血。交感之际，淫气触动其旧日之精，则两相感召，旧精欲出而血亦随之而出。治法须通其胞胎之气，引旧日之集精外出，而益之以补气补精之药，则血管之伤可以补完矣。方用引精止血汤：

人参　山萸肉（蒸）各五钱　白术（土炒）　熟地（九蒸）各一两茯苓（去皮）　荆芥穗　车前子（酒炒）各三钱　黑姜一钱　黄柏五分

水煎。连服四剂愈，十剂不再发。此方用参、术以补气，用地、萸以补精，精气既旺，则血管流通，加入茯苓、车前子以利水与窍，水利则血管亦利；又加黄柏为引，直入血管之中，而引凤精出于血管之外；荆芥穗引败血出于血管之内；黑姜以止血管之口。一方之中，实有调停曲折之妙，故能祛旧病而除沉疴。然必须慎房帏三月，破者始不至重伤，而补者始不至重损，否则不过取目前之效耳。其慎之哉！宜寡欲。

### 郁结血崩十

妇人有怀抱甚郁，口干舌渴，呕吐吞酸，而血下崩者，人皆以火治之，时而效，时而不效，其故何也？是不识为肝气之郁结也。夫肝主藏血，气结而血亦结，何以反至崩漏？盖肝之性急，气结则其急更甚，更急则血不能藏，故崩不免也。治法宜以开郁为主，若徒开其郁，而不知平肝，则肝气大开，肝火更炽，而血亦不能止矣。方用平肝开郁止血汤：

白芍（醋炒）　白术（土炒）　当归（酒洗）各一两　柴胡一钱　三七根（研末）二钱　生地（酒炒）　丹皮各三钱　甘草　黑芥穗各二钱

水煎服。一帖呕吐止，二帖干渴除，四帖血崩愈。方中妙在白芍之平肝，柴胡之开郁，白术利腰脐，则血无积住之虞；荆芥通经络，则血有归还之乐；丹皮又清骨髓之热，生地复清脏腑之炎；当归、三七于补血之中，以行止血之法；自然郁结散而血崩止矣。

### 闪跌血崩十一

妇人有升高坠落，或闪挫受伤，以致恶血下流，有如血崩之状者，若以崩治，非徒无益，而又害之也。盖此症之状，必手按之而疼痛，久之则面色萎黄，形容枯槁，乃是瘀血作祟，并非血崩可比。倘不知解瘀而用补涩，则瘀血内攻，疼无止时，反致新血不得生，旧血无由化，死不能悟，岂不可伤哉！治法须行血以去瘀，活血以止疼，则血自止而愈矣。方用逐瘀止血汤：

生地（酒炒）一两　大黄　赤芍　龟板（醋炙）各三钱　丹皮一钱　枳壳（炒）　当归尾各五钱　桃仁（泡炒，研）十粒

水煎服。一剂疼轻，二剂疼止，三剂血亦全止，不必再服矣。此方之妙，妙于治血之中，佐以下滞之品，故逐瘀如扫，而止血如神。或疑跌闪升坠是由外而伤，虽不比内伤之重，而既已血崩，则内之所伤，亦不为轻，何以只治其瘀而不顾气也？殊不知跌闪升坠，非由内伤以及外伤者可比。盖本实不拨，去其标病可耳。故曰：急则治其标。

### 血海太热血崩十二

妇人有每行人道，经水即来，一如血崩，人以为胞胎有伤，触之以动其血也，谁知是子宫血海因太热而不固乎？夫子宫即在胞胎之下，而血海又在胞胎之上。血海者，冲脉也。冲脉太寒而血即亏，冲脉太热而血即沸，血崩之为病，正冲脉之太热也。然既由冲脉之热，则应常崩而无有止时，何以行人道而始来，果与肝木无恙耶？夫脾健则能摄血，肝平则能藏血。人未入房之时，君相二火，寂然不动，虽冲脉独热，而血亦不至外驰。及有人道之感，则子宫大开，君相火动，以热招热，同气相求，翕然齐动，以鼓其精房，血海泛滥，有不能止遏之势，肝欲藏之而不能，脾欲摄之而不得，

故经水随交感而至，若有声应之捷，是惟火之为病也。治法必须滋阴降火，以清血海而和子宫，则终身之病，可半载而除矣。然必绝欲三月而后可。方用清海丸。

大熟地（九蒸）一斤　山茱萸（蒸）　山药　麦冬肉　地骨皮　丹皮　沙参　石斛各十两　北五味（炒）　龙骨各二两　白术（土炒）　白芍（酒炒）　干桑叶　元参各一斤

上十四味，各为细末，合一处，炼蜜丸桐子大，早晚每服五钱，白滚水送下，半载痊愈。此方补阴而无浮动之虑，缩血而无寒凉之苦，日计不足，月计有余，潜移默夺，子宫清凉而血海自固。倘不揣其本而齐其末，徒以发灰、白矾、黄连炭、五倍子等药末，以外治其幽隐之处，由恐愈涩而愈流，终必至于败亡也。可以不慎与！

【新解】血崩包括血崩昏暗、年老血崩、少妇血崩、交感血崩、郁结血崩、闪跌血崩、血海太热血崩。

血崩昏暗是指妇女突发的血崩，症状为两眼黑暗，昏晕倒地，不省人事。此为虚火，应在补阴的同时，行止崩之法，应用同固本止带汤。

年老血崩是指女性50岁以后，由于处于绝经期、更年期，此时阴精已虚，如果不注意补血补肾，则会出现血崩，应用当归补血汤加减。

少妇血崩是指怀孕时，如果发生血崩，则会流产。所以，孕妇尤其要注意在怀孕初期，勿频繁进行性生活。因怀孕之人元气弱，如果泄精太严重，则会导致崩漏。应补气补血，用固气汤。

交感血崩是指由于月经期同房而导致流血不上，血气两伤，血枯经闭，应为现在的功能性子宫出血或闭经。应用引精止血汤，而且要禁房事3个月。

郁结血崩是指由于体内肝气郁结而致的崩漏，肝气郁结则血不能藏，故致崩漏，治以开郁为主，辅以平肝。应用平肝开郁止血汤。

闪跌血崩是指由于跌仆闪挫受伤所致的崩漏，表现为按之疼痛，面色萎黄，形容枯槁，说明体内有瘀血。应该行血去瘀，活血止痛。应用逐瘀止血汤。

血海太热血崩是指由于体内冲脉太热所致，治宜滋阴降火，应用清海丸。

# 鬼　胎

## 妇人鬼胎十三

妇人有腹似怀妊，终年不产，甚至二三年不生者，此鬼胎也。其人必面色黄瘦，肌肤消削，腹大如斗。厥所由来，必素与鬼交，或入神庙而兴云雨之思，或游山林而起交感之念，皆能召祟成胎。幸其人不至淫荡，见祟而有惊慌，遇合而生愧恶，则鬼祟不能久恋，一交媾即远去，然淫妖之气，已结于腹，遂成鬼胎。其先尚未觉，迨后渐渐腹大，经水不行，内外相包，一如怀胎之状，有似血臌之形，其实是鬼胎，而非臌也。治法必须以逐秽为主。然人至怀胎数年不产，即非鬼胎，亦必气血衰微。况此非真妊，则邪气必旺，正不敌邪，其虚弱之状，必有可掬，乌可纯用迅利之药，以祛荡乎！必于补中逐之为也。方用荡鬼汤：

人参　当归　大黄各一两　枳壳　厚朴各一钱　雷丸　川牛膝　红花　丹皮各三钱　小桃仁三十粒

水煎服。一帖腹必大鸣，可泻恶物半桶，再服一帖又泻恶物而愈矣。断不可复用三帖也。盖虽补中用逐，未免迅利，多用恐伤损元气。此方用雷丸以祛秽，又得大黄之扫除，且佐以厚朴、红花、桃仁等味，皆善行善攻之品，何邪之尚能留腹中而不尽逐下也哉？尤妙在用参、归以补气血，则邪去而正不伤。若单用雷丸、大黄以迅下之，必有气脱血崩之患矣。倘或知是鬼胎，如室女寡妇辈，邪气虽盛，而真气未漓，可用岐天师新传红花霹雳散：红花半斤，大黄五两，雷丸三两，水煎服，亦能下胎。然未免太于迅利，过伤气血，不若荡鬼汤之有益无损为愈也。在人临证时，斟酌而善用之耳。

### 室女鬼胎十四

女子有在家未嫁，月经忽断，腹大如妊，面色乍赤乍白，六脉乍大乍小，人以为血结经闭也，谁知是灵鬼凭身乎！夫人之身正则诸邪不敢侵，其身不正，则诸邪自来犯。或精神恍惚而梦里求亲，或眼目昏花而对面相狎，或假托亲属而暗处贪欢，或明言仙人而静地取乐。其始则惊诧为奇遇而不肯告人，其后则羞赧为淫亵而不敢告人。日久年深，腹大如斗，有如怀妊之状。一身之精血仅足以供腹中之邪，则邪日旺而正日衰，势必至经闭而血枯。后虽欲导其经而邪居其腹，则经亦难通；欲生其血而邪食其精，则血实难长。医以为胎，而实非真胎；又以为瘕，而亦非瘕病。往往因循等待，非因羞愤而亡其生，即成劳瘵而终不起，至死不悟，不重可悲哉！治法似宜补正以祛邪，然邪不先祛，补正亦无益也。必须先祛邪而后扶正，斯为得之。方用荡邪散：

雷丸六钱　桃仁六十粒　当归　丹皮各一两　甘草四钱
水煎服。一剂必下恶物半桶。

再服调正汤治之：

白术　苍术各五钱　茯苓三钱　陈皮一钱　薏苡仁五钱　贝母一钱
水煎。连服四剂，则脾胃之气转，而经水渐行矣。前方荡邪，后方补正，实有次第。或疑身怀鬼胎，必大伤其血，所以经闭，今既坠其鬼胎矣，自当大补其血，乃不补血，而反补胃气何故？盖鬼胎中人，其正气大虚可知，气虚则血必不能骤生，欲补血必先补气，是补气而血自然生也。用二术以补胃阳，阳气旺则阴气难犯，尤善后之妙法也。倘重用补阴之品，则以阴招阴，吾恐鬼胎虽下而鬼气未必不再侵，故必以补阳为上策，而血自随气而生也。

【新解】鬼胎包括妇人鬼胎、室女鬼胎，多为迷信的说法。

鬼胎应为现代的癔病，由于古代没有超声等先进的诊断仪器，有的妇女癔感怀孕，则出现停经、腹部膨大，其实是癔想的，并没有怀孕。这种病在现今社会已经很少见，因为，有各种先进的检查手段和设备，能诊断出是否早孕，所以，如果是癔病，应及时去医院，经过检查、诊断，调理后即能正常。

## 调　　经

### 经水先期十五

妇人有先期经来者，其经甚多，人以为血热之极也，谁知是肾中水火太旺乎！夫火太旺则血热，水太旺则血多，此有余之病，非不足之症也。似宜不药有喜，但过于有余，则子宫太热，亦难受孕，更恐有烁干男精之虑。过者损之，谓非既济之道乎！然而火不可任其有余而水断不可使之不足。治之法但少清其热，不必泻其水也。方用清经散：

丹皮　白芍（酒炒）　大熟地（九蒸）各三钱　地骨皮五钱　青蒿二钱　白茯苓一钱　黄柏（盐水浸炒）五分

水煎服。二帖而火自平。此方虽是清火之品，然仍是滋水之味，火泻而水不与俱泻，损而益也。

又有先期经来只一二点者，人以为血热之极也，谁知肾中火旺而阴水亏乎！夫同是先期之来，何以分虚实之异？盖妇人之经最难调，苟不分别细微，用药鲜克有效。先期者火气之冲，多寡者水气之验，故先期而来多者，火热而水有余也；先期而来少者，火热而水不足也。倘一见先期之来，俱以为有余之热，但泻火而不补水，或水火两泻之，有不更增其病者乎！治之法不必泻火，只专补水，水既足而火自消矣，亦既济之道也。方用两地汤：

大生地（酒炒）　元参各一两　白芍（酒炒）　麦冬肉各五钱　地骨皮　阿胶各三钱

水煎服。四剂而经调矣，此方之用地骨、生地，能清骨中之热。骨中之热，由于肾经之热、清其骨髓，则肾气自清，而又不损伤胃气，此治之巧也。况所用诸药，又纯是补水之味，水盛而火自平，理也。此条与上条参观，断无误治先期之病矣。

### 经水后期十六

妇人有经水后期而来多者，人以为血虚之病也，谁知非血虚乎！盖后期之多少，实有不同，不可执一而论。盖后期而来少，血寒而不足；后期而来多，血寒而有余。夫经本于肾，而其流五脏六腑之血皆归之，故经来而诸经之血尽来附益，以经水行而门启不遑迅阖，诸经之血乘其隙而皆出也，但血既出矣，则成不足。治法宜于补中温散之，不得曰后期者俱不足也。方用温经摄血汤：

　　大熟地（九蒸）　白芍（酒炒）各一两　川芎（酒洗）　白术（土炒）各五钱　柴胡　肉桂（去粗皮，研）各五分　续断一钱　五味子三分

　　水煎服。三剂而经调矣。此方大补肝、肾、脾之精与血，加肉桂以祛其寒，柴胡以解其郁，是补中有散，而散不耗气；补中有泻，而泻不损阴，所以补之有益，而温之收功。此调经之妙药也，而摄血之仙丹也。凡经来后期者，俱可用。倘元气不足加人参一二钱亦可。

### 经水先后无定期十七

　　妇人有经来断续，或前或后无定期，人以为气血之虚也，谁知是肝气之郁结乎！夫经水出诸肾，而肝为肾之子，肝郁则肾亦郁矣。肾郁而气必不宣，前后之或断或续，正肾之或通或闭耳。或曰：肝气郁而肾气不应，未必至于如此。殊不知子母关切，子病而母必有顾复之情，肝郁而能不无缠绵之谊，肝气之或开或闭，即肾气之或去或留，相因而致，又何疑焉。治法宜舒肝之郁，即开肾之郁也，肝肾之郁既开，而经水自有一定之期矣。方用定经汤：

　　菟丝子（酒炒）　白芍（酒炒）　当归（酒洗）各一两　柴胡五分大熟地（九蒸）　山药（炒）各五钱　白茯苓三钱　芥穗（炒黑）二钱

　　水煎服。二帖而经水净，四帖而经期定矣。此方舒肝肾之气，非通经之药也；补肝肾之精，非利水之品也。肝肾之气舒而精通，肝肾之精旺而水利。不治之治，正妙于治也。

### 经水数月一行十八

　　妇人有数月一行经者，每以为常，亦无或先或后之异。亦无或多或少之殊，人莫不以为异，而不知非异也。盖无病之人，气血两不亏损耳。夫气血既不亏损，何以数月而一行经也？妇人之中，亦

有天生仙骨者，经水必一季一行，盖以季为数，而不以月为盈虚也。真气内藏，则坎中之真阳不损，倘加以炼形之法，一年之内便易飞腾，无如世人不知，见经水不应月来，误认为病，妄用药饵，本无病而治之成病，是治反不如其不治也。山闻异人之教，特为阐扬，使世人见此等行经，不必妄行治疗，万勿疑为气血之不足而轻一试也。虽然天生仙骨之妇人，世固不少，而嗜欲损夭之人，亦复甚多，又不可不立一疗救之方以辅之。方名助仙丹。

白茯苓　陈皮各五钱　白术（土炒）　白芍（酒炒）　山药（炒）菟丝子（酒炒）各三钱　杜仲（炒黑）　甘草各一钱

河水煎服。四剂而仍如其旧，不可再服也。此方平补之中，实有妙理。健脾益肾而不滞，解郁清痰不泻，不损天然之气血，便是调经之大法，何得用他药以冀通经哉！

### 年老经水复行十九

妇人有年五十外，或六七十岁，忽然行经者，或下紫血块，或如红血淋。人可谓老妇行经，是还少之象，谁知是血崩之渐乎！夫妇人至七七之外，天癸已竭，又不服济阴补阳之药，如何能精满化经，一如少妇。然经不宜行而行者，乃肝不藏，脾不统之故也，非精过泻而动命门之火，即气郁甚而发龙雷之炎，二火交发，而血乃奔矣，有似行经而实非经也。此等之症，非大补肝脾之气与血，而血安有骤止。方用安老汤：

人参　黄芪（生用）　大熟地（九蒸）各一两　白术（土炒）　当归（酒洗）　山茱萸（蒸）各五钱　阿胶（蛤粉炒）　黑芥穗　甘草木耳炭各一钱　香附（酒炒）五分

水煎服。一帖减，二帖减，四帖全减，十帖愈。此方补益肝脾之气，气足自能生血而摄血。尤妙大补肾水，水足而肝气自舒，肝舒而脾自得养，肝藏之而脾统之，又安有泄漏者，又何虑其血崩哉！

### 经水忽来忽断时疼时止二十

妇人有经水忽来忽断，时疼时止，寒热往来者，人以为血之凝也，谁知是肝气不舒乎！夫肝属木而藏血，最恶风寒。妇人当行经之际，腠理大开，适逢风之吹、寒之袭，则肝气为之闭塞，而经水之道路亦随之而俱闭，由是腠理经络，各皆不宜，而寒热之作，由是而起。其气行于阳分则生热，其气行于阴分则生寒，然此犹感之轻者也。倘外感之风寒更甚，则内应之热气益深，往往有热入血室而变为如狂之症，一似遇鬼之状者。若但往来寒热，是风寒未甚，而热未深耳。治法宜补肝中之血，通其郁而散其风，则病随手而效，所谓治风先治血，血和风自灭，此其一也。方用加味四物汤：

大熟地（九蒸）一两　白芍（酒炒）　当归（酒洗）　白术（土炒）各五钱　川芎（酒洗）　粉丹皮各三钱　元胡（酒炒）　甘草　柴胡各一钱

此方用四物以滋脾胃之阴血；用柴胡、白芍、丹皮以宣肝经之风邪；用甘草、白术、元胡以利腰脐而和腹疼，入于表里之间，通乎经络之内，用之得宜，自奏功如响也。

### 经水未来腹先疼二十一

妇人有经前腹疼数日，而后经水行者，其经来多是紫黑块，人以为寒极而然也，谁知是热极而火不化乎！夫肝属木，其中有火，舒则通畅，郁则不扬。经欲行而肝不应，则抑拂其气而疼生。然经满则不能内藏，而肝中之郁火焚烧，内逼经出，则其火亦因之而怒泄。其紫黑者，水火两战之象也。其成块者，火煎成形之状也。经失其为经者，正郁火内夺其权耳。治法似宜大泻肝中之火，然泻肝之火，而不解肝之郁，则热之标可去，而热之本未除也，其何能益？方用宣郁通经汤：

白芍（酒炒）　当归（酒洗）　丹皮各五钱　山栀子（炒）三钱　白芥子（炒研）二钱　柴胡　香附（酒炒）　川郁金（醋炒）　黄芩（酒炒）　生甘草各一钱

水煎。连服四剂，下月断不先腹疼而后行经矣。此方补肝之血，而解肝之郁，利肝之气，而降肝之火，所以奏功之速。

### 行经后少腹疼痛二十二

妇人有腹疼于行经之后者，人以为气血之虚也，谁知是肾气之涸乎！夫经水者，乃天一之真水也，满则溢而虚则闭，亦其常耳，何以虚能作疼哉？盖肾水一虚则水不能生木，而肝木必克脾土，木土相争则气必逆，故而作疼。治法必须以舒肝气为主，而益之以补肾之味，则水足而肝气益安，肝气安而逆气自顺，又何疼痛之有哉！方用调肝汤：

山药（炒）五钱　阿胶（白面炒）　当归（酒洗）　白芍（酒炒）山萸肉（蒸熟）各三钱　巴戟天（盐水浸）　甘草各一钱

水煎服。此方平调肝气，既能转逆气，又善止郁疼。经后之症，以此方调理最佳。不特治经后腹疼之症也。

### 经前腹痛吐血二十三

妇人有经未行之前一二日，忽然腹疼而吐血，人以为火热之极也，谁知是肝气之逆乎！夫肝之性最急，宜顺而不宜逆，顺利气安，逆则气动。血随气为行止，气安则血安，气动则血动，亦勿怪其然也。或谓经逆在肾不在肝，何以随血妄行，竟至从口上出也，是肝不藏血之故乎？抑肾不纳气而然乎？殊不知少阴之火急如奔马，得肝火直冲而上，其势最捷，反经而为血，亦至便也，正不必肝不藏血，始成吐血之症。但此等吐血与各经之吐血有不同者，盖各经之吐血，由内伤而成；经逆而吐血，乃内溢而激之使然也。其症有绝异，而其气逆则一也。治法似宜平肝以顺气，而不必益精以补肾矣。虽然经逆而吐血，虽不大损失血，而反复颠倒，未免太伤肾气，必须于补肾之中，用顺气之法，始为得当。方用顺经汤：

当归（酒洗）　大熟地（九蒸）　丹皮各五钱　白芍（酒炒）二钱白茯苓　沙参　黑芥穗各三钱

水煎服。一剂而吐血止，二剂而经顺，十剂不再发。此方于补肾调经之中，而用引血归经之品，是和血之法，实寓顺气之法也。肝不逆而肾气自顺，肾气既顺，又何经逆之有哉！

### 经水将来脐下先疼痛二十四

妇人有经水将来三五日前，而脐下作疼，状如刀刺者，或寒热交作，所下如黑豆汁，人莫不以为血热之极，谁知是下焦寒湿相争之故乎！夫寒湿乃邪气也，妇人有冲任之脉，居于下焦，冲为血海，任主胞胎，为血室，均喜正气相通，最恶邪气相犯。经水由二经而外出，而寒湿满二经而内乱，两相争而作疼痛，邪愈盛而正气日衰。寒气生浊，而下如豆汁之黑者，见北方寒水之象也。治法利其湿而温其寒，使冲任无邪气之乱，脐下自无疼痛之疢矣。方用温脐化湿汤：

白术（土炒）一两　白茯苓三钱　山药（炒）五钱　扁豆（炒，捣）三钱　巴戟天（盐水浸）五钱　白果（捣碎）十枚　建莲子（不去心）三十枚

水煎服。然必须经未来前十日服之。四剂而邪气去，经水调，兼可种子。此方君白术，以利腰脐之气；用巴戟天、白果以通任脉；扁豆、山药、莲子以卫冲脉，所以寒湿扫除而经水自调，可受妊矣。倘疑腹疼为热疾，妄用寒凉，则冲任虚冷，血海变为冰海，血室反成冰室，无论难于生育，而疼痛之止又安有日哉！

### 经水过多二十五

妇人有经水过多，行后复行，面色萎黄，身体倦怠，而困乏愈甚者，人以为血热有余之故，谁知是血虚而不归经乎！夫血旺始经多，血虚当经缩，今日血虚而反经多，是何言与？殊不知血归于经，虽旺而经亦不多；血不归经，虽衰而经亦不少。世之人见经水过多，渭是血之旺也，此治之所以多错耳。倘经多果是血旺，自是健壮之体，须当一行即止，精力如常，何至一行后而再行，而困乏无力耶！惟经多是血之虚，故再行而不胜其困乏，血损精散，骨中髓空，所以不能色华于面也。治法宜大补血而引之归经，又安有行后复行之病哉。方用加减四物汤：

大熟地（九蒸）各一两　白芍（酒炒）三钱　黑芥穗二钱　山茱萸（蒸）三钱　当归（酒洗）　白术（土炒）各五钱　川芎（酒洗）二钱

续断　甘草各一钱

　　水煎服。四剂而血归经矣。十剂之后，加人参三钱，再服十剂，下月行经，适可而止矣。夫四物汤乃补血之神品，加白术、荆芥，补中有利；加山茱萸、续断，止中有行；加甘草以调和诸品，使之各得其宜，所以血足而归经，归经而血自净矣。

## 经前泄水二十六

　　妇人有经未来之前，泻水三日，而后行经者，人以为血旺之故，谁知是脾气之虚乎！夫脾统血，脾虚则不能摄血矣。且脾属湿土，脾虚则土不实，土不实而湿更甚，所以经水将动，而脾先不固，脾经所统之血，欲流注于血海，而湿气乘之，所以先泄水而后行经也。调经之法，不在先治其水，而在先治其血，抑不在先治其血，而在先补其气。盖气旺而血自能生，抑气旺而湿自能除，且气旺而经自能调矣。方用健固汤：

　　人参　巴戟天（盐水浸）各五钱　白茯苓　薏苡仁（炒）各三钱
白术（土炒）一两

　　水煎。连服十帖，经前不泻水矣。此方补脾气以固脾血，则血摄于气之中。脾气日盛，自能运化其湿，湿既化为乌有，自然经水调和，又何至经前泻水哉！

## 经前大便下血二十七

　　妇人有行经之前一日，大便先出血者，人以为血崩之证，谁知是经流于大肠乎！夫大肠与行经之路各有分别，何以能入乎其中？不知胞胎之系，上通心而下通肾，心肾不交，则胞胎之血两无所归，而心、肾二经之气不来照摄，听其自便，所以血不走小肠而走大肠也。治法若单止大肠之血，则愈止而愈多；若击动三焦之气，则更拂乱而不可止。盖经水之妄行，原因心肾之不交，今不使水火之既济，而徒治其胞胎，则胞胎之气无所归，而血安有归经之日！故必大补其心与肾，使心肾之气交，而胞之气自不散，则大肠之血自不妄行，而经自顺矣。方用顺经两安汤：

　　当归（酒洗）　白芍（酒炒）　大熟地（九蒸）　白术（土炒）

麦冬（去心）各五钱　山萸肉（蒸）　黑芥穗各二钱　升麻四分　人参二钱　巴戟肉（盐水浸）一钱

水煎服。二帖大肠血止，而经从前阴出矣。三帖经止而兼可受妊矣。此方乃大补心、肝、肾三经之药，全不去顾胞胎，而胞胎有所归者，以心肾之气交也。盖心肾虚则其气两分，心肾足则其气两合，心与肾不离，而胞胎之气听命于二经之摄，又安有妄动之形哉！然则心肾不交，补心肾可也，又何兼补夫肝木耶？不知肝乃肾之子，心之母也，补肝则肝气往来于心肾之间，自然上引心而下入于肾，下引肾而上入于心，不啻介绍之助也。此使心肾相交之一大法门，不特调经而然也，学者其深思诸。

### 年未老经水断二十八

经云：女子七七而天癸绝。有年未至七七而经水先断者，人以为血枯经闭也，谁知是心、肝、脾之气郁乎！使其血枯，安能久延于人世。医见其经水不行，妄谓之血枯耳。其实非血之枯，乃经之闭也。且经原非血也，乃天一之水，出自肾中，是至阴之精而有至阳之气，故其色赤红似血，而实非血，所以谓之天癸。世人以经为血，此千古之误，牢不可破。倘果是血，何不名之曰血水，而曰经水乎！古昔圣贤创呼经水之名者，原以水出于肾，乃癸干之化，故以名之。无如世人沿袭而不深思其旨，皆以血视之，然则经水早断，似乎肾之衰涸，吾以为心、肝、脾气之郁者，盖以肾水之生，原不由于心、肝、脾，而肾水之化，实有关于心、肝、脾。使水位之下无土气以承之，则水滥灭火，肾气不能化；火位之下无水气以承之，则火炎铄金，肾气无所生；木位之下无金气以承之，则木妄破土，肾气无以成。倘心、肝、脾有一经之郁，则其气不能入于肾中，肾之气即郁而不宣矣。况心、肝、脾俱郁，即肾气真足而无亏，尚有茹而难吐之势，矧肾气本虚，又何能盈满而化经水外泻耶！经曰："亢则害，"此之谓也。此经之所以闭塞有似乎血枯，而实非血枯耳。治法必须散心、肝、脾之郁，而大补其肾水，仍大补其心、肝、脾之气，则精溢而经水自通矣。方用益经汤：

　　大熟地 (九蒸)　　白术 (土炒) 各一两　当归 (酒洗)　山药 (炒)
各五钱　生枣仁 (捣碎)　山萸 (酒炒)　沙参各三钱　丹皮　人参各
二钱　杜仲 (炒黑)　柴胡各一钱

　　水煎。连服八剂而经通矣，服三十剂而经不再闭，兼可受孕。
此方心、肝、脾、肾四经同治药也。妙在补以通之，散以开之。倘
徒补则郁不开而生火，徒散则气益衰而耗精。设或用攻坚之剂，辛
热之品，则非徒无益，而又害之矣。

　　【新解】调经包括经水先期、经水后期、经水先后无定期、经
水数月一行等。

　　经水先期是指月经提前，中医指肾中水火太旺，水旺则血多，
火旺则血热，治宜清经散。如果月经提前，但经血量很少，说明肾
中火旺而阴水亏虚，应用两地汤。

　　经水后期是指月经错后，如果错后而血少，则说明血寒不足，
如果错后而血多，说明血寒有余。治宜补中温散，应用温经摄血
汤。

　　经水先后无定期是指月经周期无规律，原因为肝气郁结，治宜
舒肝之郁，开肾之郁，应用定经汤。

　　经水数月一行指月经数月一次，傅氏分析，可能就有这样的
人，体内并无不正常，只是月经按季度而致，称为天生仙骨，方用
助仙丹。

　　年老经水复行是指女性已绝经，但却出现行经现象，说明气郁
导致肝脾功能障碍，治宜补肝、脾气血，应用安老汤。

　　经水忽来忽断时疼时止是指由于肝气不舒，导致寒气入侵，寒
热往来，导致月经时来时断。治宜和血舒肝，方用加味四物汤。

　　经水未来腹先疼是指由于热极而火不化，应泻肝火，方用宣郁
通经汤。

　　行经后少腹疼痛是指由于肾气干涸，肾水虚则肝气必旺，应以
舒肝气为主，兼以补肾，方用调肝汤。

　　经前腹痛吐血是指由于逆了肝气，导致经逆，经逆则吐血，治

宜和血顺气，方用顺经汤。

经水将来脐下先疼痛是指月经将来3～5天前，脐下疼痛，由于下焦寒湿，导致冲任虚冷，脐下疼痛。应用温脐化湿汤。

经水过多是指月经量多，由于血虚不归经，血损精散，导致面色萎黄，身体倦怠。治宜补血归经，应用加减四物汤。

经前泄水是指在月经来之前，先腹泻，然后才行经，多由于脾气虚所致，应先补脾气，方用健固汤。

经前大便下血是指月经前大便中有血，由于心肾不交，胞胎之气不散，方用顺经两安汤。

年未老经水断是指未到绝经的年龄却已经绝经，由于心、肝、脾气郁，导致血枯，出现绝经现象，应补心、肝、脾之气，精溢而经水自通。方用益经汤。

# 种　子

## 身瘦不孕二十九

妇人有瘦怯身躯，久不孕育，一交男子即卧病终朝。人以为气虚之故，谁知是血虚之故乎！或谓血藏于肝，精涵于肾，交感乃泄肾之精，与血虚何与？殊不知肝气不开，则精不能泄，肾精既泄，则肝气亦不能舒。以肾为肝之母，母既泄精，不能分润以养其子，则木燥乏水，而火且暗动以铄精，则肾愈虚矣。况瘦人多火，而又泄其精，则水益少而火益炽。水虽制火，而肾精空乏，无力以济，成火在水上之卦，所以倦怠而卧也。此等之妇，偏易动火，然此火因贪欲而出于肝木之中，又是虚燥之火，绝非真火也。且不交合则已，交合又偏易走泄，此阴虚火旺，不能受孕。即偶尔受孕，必致逼干男子之精，随种而随消者有之。治法必须大补肾水而平肝木，水旺则血旺，血旺则火消，便成水在火上之卦。方用养精种玉汤：

大熟地（九蒸）一两　当归（酒洗）　白芍（酒炒）　山萸肉（蒸熟）各五钱

水煎。服三月便可身健受孕，断可种子。此方之用，不特补血，而纯于填精，精满则子宫易于摄精，血足则子宫易于容物，皆有子之道也。惟是贪欲者多，节欲者少，往往不验。服此者果能节欲三月，心静神清，自无不孕之理。否则不过身体壮健而已，勿咎方之不灵也。

### 胸满不思食不孕三十

妇人有饮食少思，胸膈满闷，终日倦怠思睡，一经房事，呻吟不已，人以为脾胃之气虚也，谁知是肾气不足乎！夫气宜升腾，不宜消降，升腾于上焦，则脾胃易于分运；降陷于下焦，则脾胃难于运化。人乏水谷之养，则精神自尔倦怠，脾胃之气可升而不可降也明甚。然则脾胃之气，虽充于脾胃之中，实生于肾之内。无肾中之水气，则胃之气不能腾；无肾中之火气，则脾之气不能化。惟有肾之水火二气，而脾胃之气始能升腾而不降也。然则补脾胃之气，可不急补肾中水火之气乎？治法必以补肾气为主，但补肾而不兼补脾胃之品，则肾之水火二气不能提于至阳之上也。方用并提汤：

大熟地（九蒸）　巴戟天（盐水浸）　白术（土炒）各一两　人参黄芪（生用）各五钱　山萸肉（蒸）三钱　枸杞子二钱　柴胡五分

水煎。服三月而肾气大旺，再服一月未有不能受孕者。此方补气之药多于补精，似乎以补脾胃为主矣，孰知脾胃健而生精自易，是补脾胃之气与血，正所以补肾之精与水也。又益以补精之味，则阴气自足，阳气易升，自尔腾越于上焦矣。阳气不下陷，则无非大地阳春，随遇皆是生化之机，安有不受孕之理。

### 下部冰冷不受孕三十一

妇人有下身冰冷，非火不暖，交感之际，阴中绝无温热之气，人以为天分之薄也，谁知是胞胎寒之极乎！夫寒冰之地，不生草木；重阴之渊，不长鱼龙。今胞胎既寒，何能受孕？虽男子鼓勇力战，其精甚热，直射于子宫之内，而寒冰之气相逼，亦不过茹之于暂，而不能不吐之于久也。夫犹是人也，此妇之胞胎，何以寒凉至此？岂非天分之薄乎！非也。盖胞胎居于心肾之间，上系于心而下系于肾，胞胎之寒凉，乃心肾二火之衰微也。故治胞胎者，必须补心肾二火而后可。方用温胞饮：

附子（制）三分　白术（土炒）一两　巴戟天（盐水浸）一两　人参　杜仲（炒黑）各三钱　菟丝子（酒浸炒）二钱　山药（炒）　芡实（炒）各三钱　肉桂（研兑）　补骨脂（盐水炒）各二钱

水煎，服一月而胞胎热。此方之妙，补心而即补肾，温肾而即温心。心、肾之气旺，则心、肾之火自生。心肾之火生，则胞胎之寒自散。原因胞胎之寒，以至茹而即吐，而今胞胎既热矣，尚有施而不受者乎？若改汤为丸，朝夕吞服，尤能摄精，断不至有伯道无儿之叹也。

### 胸满少食不受孕三十二

妇人有素性恬淡，饮食少则平和，多则难受，或作呕泄，胸膈胀满，久不受孕，人以为赋禀之薄也，谁知是脾胃虚寒乎！夫脾胃之虚寒，原因心肾之虚寒耳。盖胃土非心火不能生，脾土非肾火不能化，心肾之火衰，则脾胃失生化之权，即不能消水谷以化精微矣。既不能化水谷之精微，自无津液以灌溉于胞胎之中。欲胞胎有温暖之气，以养胚胎，必不可得。纵然受胎而带脉无力，亦必堕落。此脾胃虚寒之咎，故无玉麟之毓也。治法可不急温补其脾胃乎？然脾之母原在肾之命门，胃之母原在心之包络，欲温补脾胃，必须补二经之火，盖母旺子必不弱，母热子必不寒，此子病治母之义也。方用温土毓麟汤：

巴戟天（去心酒浸）　覆盆子（酒浸蒸）各一两　白术（土炒）怀山药（炒）各五钱　人参二钱　神曲（炒）一钱

水煎。服一月可以种子矣。此方之妙，温补脾胃而又兼补命门与心包络之火，药味不多而四经并治。命门心包之火旺，则脾与胃无寒冷之虑。子母相顺，一家和合，自然饮食多而善化，气血旺而能任，带脉有力，不虑落胎，安有不玉麟之育一哉！

### 少腹急迫不受孕三十三

妇人有少腹之间自觉有紧迫之状，急而不舒，不能生育，此人人之所识也，谁知是带脉之拘急乎！夫带脉系于脐之间，宜弛而不宜急。今带脉之急者，由于腰脐之气不利也；而腰脐之气不利者，由于脾胃之气不足也。脾胃气虚，则腰脐之气闭，腰脐之气闭，则带脉拘急，遂致牵动胞胎，精即直射于胞胎，胞胎亦暂能茹纳，而力难负载，必不能免小产之虑。况人多不能节欲，安得保其不坠乎？此带脉之急，所以不能生子也。治法宜宽其带脉之急，而带脉之急不能遽宽也。宜利其腰脐之气，而腰脐之气不能遽利也，必须大补其脾胃之气与血，而腰脐可利，带脉可宽，自不难于孕育矣。方用宽带汤：

白术（土炒）一两　巴戟天（酒浸）　大熟地（九蒸）各五钱　人参　麦冬（去心）　杜仲（炒黑）　肉苁蓉（洗净）　白芍（酒炒）各三钱　补骨脂（盐水炒）一钱　当归（酒洗）二钱　五味子（炒）三分　建莲子（不去心）二十粒

水煎。服四帖少腹无紧迫之状，服一月即受胎。此方之妙，脾胃两补，而又利其腰脐之气，自然带脉宽舒，可以载物而胜任矣。或疑方中用五味、白芍之酸收，不增带脉之急，而反得带脉之宽，殊不可解。岂知带脉之急，由于气血之虚，盖血虚则缩而不伸，气虚则挛而不达。用芍药之酸，以平肝木，则肝不克脾；用五味之酸，以生肾水，则肾能益带，似相仿而实相济也。何疑之有！

### 嫉妒不孕三十四

妇人有怀抱素恶，不能生子者，人以为天心厌之也，谁知是肝气郁结乎！夫妇人之有子也，必然心脉流利而滑，脾脉舒徐而和，肾脉旺大而鼓指，始称喜脉。未有三部脉郁，而能生子者也。若三部脉郁，肝气必因之而更郁，肝气郁，则心肾之脉必致郁之极而莫解。盖子母相依，郁必不喜，喜必不郁也。其郁而不能成胎者，以肝木不舒必下克脾土而致塞，脾土之气塞则腰脐之气必不利，腰脐之气不利，必不能通任脉而达带脉，则带脉之气亦塞矣。带脉之气既塞，则胞胎之门必闭，精即到门，亦不得其门而入矣，其奈之何哉？治法必解四经之郁，以开胞胎之门，则几矣。方用开郁种玉汤：

白芍（酒炒）一两　香附（酒炒）　丹皮（酒洗）　茯苓（去皮）三钱　当归（酒洗）　白术（土炒）五钱　天花粉二钱

水煎。服一月则郁结之气开，郁开则无非喜气之盈腹，而嫉妒之心亦可以一易，自然两相合好，结胎于顷刻之间矣。此方之妙，解肝气之郁，宣脾气之困，而心肾之气亦因之俱舒。所以腰脐利而任带通达，不必启胞胎之门，而胞胎自启，不特治嫉妒者也。

## 肥胖不孕三十五

妇人有身体肥胖，痰涎甚多，不能受孕者，人以为气虚之故，谁知是湿盛之故乎！夫湿从下受，乃言外邪之湿也，而肥胖之湿，实非外邪，乃脾土之内病也。然脾土地既病，不能分化水谷，以养四肢，宜其身躯瘦弱，何以能肥胖乎？不知湿盛者多肥胖，肥胖者多气虚，气虚者多痰涎，外似健壮，而内实虚损也。内虚则气必衰，气衰则不能行水，而湿停于肠胃之间，不能化精而化涎矣。夫脾本湿土地，又因痰多，愈加其湿，脾不能受，必浸润于胞胎，日积月累，则胞胎竟变为汪洋之水窟矣。且肥胖之妇，内肉必满，遮隔子宫，不能受精，此必然之势也。况又加以水湿之盛，即男子甚健，阳精直达子宫，而其水势滔滔，泛滥可畏，亦遂化精成水矣，又何能成妊哉？治法必须以泄水化痰为主。然徒泄水化痰，而不急补脾胃之气，则阳气不旺，湿痰不去，人先病矣，乌望其茹而不吐乎？方用加味补中益气汤：

人参　黄芪（生用）　当归（酒洗）　半夏（制）各三钱　甘草柴胡各一钱　白术（土炒）一两　升麻四分　陈皮五分　茯苓五钱

水煎。服八帖，痰涎尽消；再十帖，水湿利，子宫涸出，易于受精而成孕矣。其在于昔，则如望洋观海；而至于今，则是马到成功也。快哉！此方之妙，妙在提脾气而升于上，作云作雨，则水湿反利于下行；助胃气而消于下，为津为液，则痰涎转易于上化。不必用消化之味，以损其肥，而肥自无碍；不必有浚决之品，以开其窍，而窍自能通。阳气充足，自能摄精；湿邪散除，自可受种，何肥胖不孕之足虑乎？

### 骨蒸夜热不受孕三十六

妇人有骨蒸夜热，遍体火焦，口干舌燥，咳嗽吐沫，难于生子者，人以为阴虚火动也，谁知是骨髓内热乎！夫寒阴之地，固不生物，而干旱之田，岂能长养。然而骨髓与胞胎，何相关切？而骨髓之热，即能使人不嗣，此前贤所未言者也。山一旦创言之，不几为世俗所骇乎！而要知不必骇也，此中实有其理焉。盖胞胎为五脏外之一脏耳，以其不阴不阳，所以不列于五脏之中。所谓不阴不阳者，以胞胎上系于心包，下系于命门。系心包者，通于心，心者阳也；系命门者，通于肾，肾者阴也。是阴之中有阳，阳之中有阴，所以通于变化，或生男，或生女，俱从此出。然必阴阳协和，不偏不枯，始能变化生人，否则否矣。况胞胎既通于肾，而骨髓亦肾之所化也。骨髓热由于肾之热，肾热而胞胎亦不能不热；且胞胎非骨髓之养，则婴儿无以生骨；骨髓过热，则骨中空虚，惟存火烈之气，又何能成胎？治法必须清骨中之热。然骨热由于水亏，必补肾之阴，则骨热除，珠露有滴濡之喜矣。壮水之主，以制阳光，此之谓也。方用清骨滋肾汤：

地骨皮（酒洗）一两　麦冬（去心）　元参（酒洗）　丹皮　沙参各五钱　五味子（炒研）五分　白术（土炒）三钱　石斛二钱

水煎。连服三十帖而骨热解，再服六十帖自受孕。此方之妙，补肾中之精，凉骨中之热，不清胞胎而胞胎自无太热之患。然阴虚内热之人，原易受妊，今因骨髓过热，所以受精而变燥，以致难于育子。本非胞胎之不能受精，所以稍补其肾，以杀其火之有余。而益其水之不足，便易种子耳。

### 腰酸腹胀不受孕三十七

妇人有腰酸背楚，胸满腹胀，倦怠欲卧，百计求嗣，不能如愿，人以为腰肾之虚也，谁知是任督之困乎！夫任脉行于前，督脉行于后，然皆从带脉之上下而行也。故任脉虚则带脉坠于前，督脉虚则带脉坠于后，虽胞胎受精，亦必小产。况任督之脉既虚，而疝瘕之症必起。疝瘕碍胞胎而外障，则胞胎缩于疝瘕之内，往往精施而不能受，虽饵以玉燕，亦何益哉？治法必须先去其疝瘕之病，而补其任督之脉，则提挈天地，把握阴阳，呼吸精气，包裹成形，力足以胜任而无虑矣。外无所障，内有所容，安有不能生育之理，方用升带汤：

白术（土炒）一两　人参三钱　沙参五钱　荸荠粉　鳖甲（炒）茯苓各三钱　肉桂（去粗研）　半夏（制）　神曲（炒）各一钱

水煎。连服三十帖而任督之气旺，再服三十帖而疝瘕之症除。此方利腰脐之气，正升补任督之气也。任督之气升，而疝瘕自有难容之势。况方中有肉桂以散寒，荸荠以祛积，鳖甲之攻坚，茯苓之利湿，有形自化于无形，满腹皆升腾之气矣，何至受精而再坠乎哉？

### 便涩腹胀足浮肿不受孕三十八

妇人有小水艰涩，腹胀脚肿，不能受孕者，人以为小肠之热也，谁知是膀胱之气不化乎！夫膀胱原与胞胎相近，膀胱病而胞胎亦病矣。盖水湿之气，必走膀胱，而膀胱不能自化，必得肾气相通，始能化水以出阴器，倘膀胱无肾气之能，则膀胱之气化不行，水湿之气必且渗入胞胎之中，而成汪洋之势。汪洋之田又何能生物也哉？治法必须壮肾气，以分消胞胎之湿；益肾火，以达化膀胱之水，使先天之本壮，则膀胱之气化，胞胎之湿除，而汪洋之田，化成雨露之壤矣。水化则膀胱利，火旺则胞胎暖，安有布种而不发生者哉？方用化水种子汤：

巴戟天（盐水浸）　白术（土炒）各一两　人参三钱　肉桂（去粗研）　菟丝子（酒炒）　芡实（炒）　茯苓各五钱　车前（酒炒）二钱

水煎。服二剂，膀胱之气化；四剂，艰涩之症除；又十剂，虚胀脚肿之病形消；再服六十帖，肾气大旺，胞胎温暖，易于受胎而生育矣。此方利膀胱之水，全在补肾中之气；暖胞胎之气，全在壮肾中之火。至于补肾之药，多是濡润之品，不以湿而益助其湿乎？然方中之药，妙于补肾之火，而非补肾之水；尤妙于补火而无燥烈之虞，利水而非荡涤之猛。所以膀胱气化，胞胎不湿，而发荣长养无穷与！

# 女科下卷二

## 妊娠

### 妊娠恶阻三十九

妇人怀娠之后，恶心呕吐，思酸解渴，见食憎恶，困倦欲卧。人皆曰妊娠恶阻也，谁知肝血太燥乎！夫妇人受妊，本于肾气之旺也。肾旺，是以摄精。然肾一受精而成妊，则肾水生胎，不暇化润于五脏；而肝为肾之子，日食母气以舒。一日无津液之养，则肝气迫索；而肾水不能应，则肝益急，肝急则火动而逆也。肝气既逆，是以呕吐恶心之症生焉。呕吐纵不至太甚，而其伤气则一也。气既受伤，则肝血愈耗。世人用四物汤治胎前诸症者，正以其能生肝之血也。然补肝以生血，未为不佳，但生血而不知生气，则脾胃衰微，不胜频呕，犹恐气虚则血不易生也。故于平肝补血之中，加以健脾开胃之品以生阳气，则气能生血，尤益胎气耳。或疑气逆而用补气之药，不益助其逆乎？不知妊娠恶阻，其逆不甚；且逆是因虚而逆，非因邪而逆也。因邪而逆者，助其气则逆增；因虚而逆者，补其气则逆转。况补气于补血之中，则阴足以制阳，又何虑其增逆乎！宜用顺肝益气汤：

当归（酒洗）　苏子（炒研）　人参各一两　白术（土炒）　白芍（酒炒）　麦冬（去心）各三钱　茯苓二钱　熟地（九蒸）五钱　陈皮三分　砂仁（炒研）一粒　神曲（炒）一钱

水煎服，一帖轻，二帖平，三帖痊愈。此方平肝则肝逆除，补肾则肝燥息，补气则血易生。凡胎病而少带恶阻者，俱以此方投之，无不安，最有益于胎妇。其功更胜于四物焉。

## 妊娠浮肿四十

妊妇有至五个月，肢体倦怠，饮食无味，先两足肿，渐至遍身、头面俱肿。人以为湿气使然也，谁知是脾肺气虚乎？夫妊娠虽有按月养胎之分，其实不可拘于月数，总以健脾补肺为大纲。盖脾统血、肺主气，胎非血不荫、非气不生；脾健则血旺而荫胎，肺清则气旺而生子。苟肺衰则气馁，气馁则不能运气于皮肤矣；脾虚则血少，血少则不能运血于肢体矣。气与血两虚，脾与肺失职，所以饮食难消，精微不化，势必至气血下陷，不能升举；而湿邪即乘其所虚之处，积而成浮肿症，非由脾肺之气血虚而然耶。治法当补其脾之血与肺之气，不必祛湿而湿自无不去之理。方用加减补中益气汤：

白术（土炒）　人参各五钱　黄芪（生用）　当归（酒洗）各三钱　柴胡一钱　甘草一分　茯苓一两　升麻　陈皮各三分

水煎服，四帖即愈，十帖不再犯。夫补中益气汤之立法也，原是升提脾肺之气，似乎益气而不补血。然而血非气不生，是补气即所以生血。观当归补血汤用黄芪为君，则较著彰明矣。况湿气乘脾肺之虚而相犯，未便大补其血，恐阴太盛而招阴也。只补气而助以利湿之品，则气升而水尤易散，血亦随之而生矣。然则何以重用茯苓而至一两，不几以利湿为君乎？嗟嗟湿证，而不以此药为君，将以何者为君乎？况重用茯苓于补气之中，虽曰渗湿，而仍是健脾清肺之意。且凡利水之品，多是耗气之药，而茯苓与参、术合，实补多于利，所以重用之以分湿邪，即以补气血耳。

## 妊娠少腹疼四十一

妊娠小腹作疼，胎动不安，如有下坠之状。人只知带脉无力也，谁知是脾肾之亏乎？夫胞胎虽系于带脉，而带脉实关于脾肾。脾肾亏损，则带脉无力，胞胎即无以胜任矣。况人之脾肾亏损者，非饮食之过伤，即色欲之太甚。脾肾亏，则带脉急，胞胎所以有下坠之状也。然则胞胎之系，通于心与肾，而不通于脾，补肾可也，何故补脾！然脾为后天，肾为先天；脾非先天之气不能化，肾非后天之气不能生；补肾而不补脾，则肾之精何以遽生也！是补后天之脾，正所以补先天之肾也；补先、后二天之脾与肾，正所以固胞胎之气与血，脾肾可不均补乎！方用安奠二天汤：

人参（去芦）　　熟地（九蒸）　　白术（土炒）各一两　炙甘草一钱
枸杞子二钱　山药（炒）　　山茱萸（蒸去核）　　扁豆（炒去皮）各五钱
杜仲（炒黑）三钱

水煎服。一帖而疼止，二帖而胎安矣。夫胎动乃脾肾双亏之症，非大用参、术、熟地补阳补阴之品，断不能挽回于顷刻。世人往往畏用参、术，或少用，以冀见功，所以寡效。此方正妙在多用也。

### 妊娠口干咽痛四十二

妊妇至三四个月，自觉口干舌燥，咽喉微痛，无津以润，以至胎动不安，甚则血流如经水。人以为火动之极也，谁知是水亏之甚乎？夫胎也者，本精与血之相结而成。逐月养胎，古人每分经络，其实均不离肾水之养。故肾水足而胎安，肾水亏而胎动。虽然肾水亏又何能动胎，必肾经之火动而胎始不安耳。然而火之有余，仍是水之不足，所以火炎而胎必动。补水则胎自安，亦既济之义也。惟是肾水不能遽生，必须滋补肺金。金润则能生水，而水有逢源之乐矣。水既有本，则源泉混混矣，而火又何难制乎！再少加以清热之品，则胎自无不安矣。方用润燥安胎汤：

熟地（九蒸）一两　生地（酒炒）三钱　山萸肉（蒸）　麦冬（去心）各五钱　五味子（炒）一钱　阿胶（蛤粉炒）　黄芩（酒炒）　益母草各二钱

水煎服，二帖而燥息，再二帖而胎安。连服十帖，而胎不再动矣。此方专填肾中之精，而兼补肺。然补肺仍是补肾之意，故肾经不干燥，则火不能灼胎，焉有不安之理乎！

### 妊娠吐泻腹疼四十三

妊娠上吐下泻，胎动欲堕，腹疼难忍，急不可缓，此脾胃虚极而然也。夫脾胃之气虚，则胞胎无力，必有崩坠之虞；况又上吐下泻，则脾与胃之气，固吐泻而愈虚，欲胞胎之无恙也得乎！然胞胎疼痛而究不至下坠者何也？全赖肾气之故也。胞胎系于肾而连于心，肾气固则交于心，其气通于胞胎，此胞胎之所以欲坠而不得也。但肾气能固，则阴火必来生脾；心气能通，则心火必来援胃。脾胃虽虚而未绝，则胞胎虽动而不堕，可不急救其脾胃乎？然脾胃当将绝而未绝之时，只救脾胃而难遽生，更宜补其心肾之火，使之生土，则两相接续，胎自固而安矣。方用援土固胎汤：

人参　山药（炒）　山茱萸（蒸，去核）各一两　白术（土炒）二两　附子（制）五分　续断　杜仲（炒黑）　菟丝子（酒炒）　枸杞子各三钱　砂仁（炒，研）三粒　炙甘草一钱　肉桂（去粗研）二钱

水煎服，一帖而泄止，二帖而诸病尽愈矣。此方救脾胃之土十之八，救心肾之火十之二也。救火轻于救土者，岂以土欲绝而火未甚衰乎？非也。盖土崩非重剂不能援，火衰虽小剂而可助。热药多用，必有太燥之虑，不比温甘之品也。况胎动系土衰而非火弱，何用太热！妊娠忌桂、附，是恐伤胎，岂可多用！小热之品，计之以钱；大热之品，计之以分者，不过用以引火而非用以壮火也，其深思哉！

### 妊娠子悬胁疼四十四

妊娠有怀抱忧郁，以致胎动不安，两胁闷而疼痛如弓上弦。人止知是子悬之病也，谁知是肝气不通乎？夫养胎半系于肾水，然非肝血相助，则肾水实有独力难支之势，故保胎必滋肾水，而肝血断不可不顾。使肝气不郁，则肝之气不闭，而肝之血必旺，自然灌溉胞胎，合肾水而并胁养胎之力。今肝气因忧郁而闭塞，则胎无血荫，肾难独任，而胎安得不上升以觅食？此乃郁气使然也，莫认为子之欲自悬，而妄用泄子之品则得矣。治法宜开肝气之郁结，补肝血之燥干，则子悬自定矣。方用解郁汤：

人参一钱　白术（土炒）五钱　白茯苓　山栀子（炒）各三钱　当归（酒洗）　白芍（酒炒）各一两　枳壳（炒）五分　砂仁（炒，研）三粒　薄荷二钱

水煎服，一帖而闷痛除，二帖而子悬定，至三帖而全安。去栀子再多服数帖，不复发，此乃平肝解郁之圣药。郁开则木不克土，肝平则火不妄动。方中又有健脾开胃之品，自然水精四布，而肝与肾有润泽之机，则胞胎自无干燥之患，又何虑上悬之不愈哉！

### 妊娠跌损四十五

妊妇有失足跌损，致伤胎元，腹中疼痛，势如将堕者。人只知是外伤之为病也，谁知有内伤之故乎？凡人内无他症，胎元坚固，即或跌、扑、闪、挫，依然无恙。惟内之气血素亏，故略有闪挫，胎便不安。若止作闪挫外伤治，断难奏功，且恐有因治而反堕者，可不慎与！必须大补气血，而少加以行瘀之品，则瘀散胎安矣。但大补气血之中，又宜补血之品多于补气之药，则无不得之。方用救损安胎汤：

当归（酒洗）　生地（酒炒）各一两　白芍（酒炒）　苏木（捣碎）各三钱　白术（土炒）五钱　乳香（去油）　没药（去油）　炙甘草人参各一钱

水煎服，一帖而疼痛止，二帖而势不下坠矣，不必三帖也。此方之妙，妙在既能去瘀而不伤胎，又能补气补血而不凝滞，固无通利之害，亦痊跌闪之伤，有益无损，大建奇功，即此方与？然不特治怀孕之闪挫也。即无娠，闪挫亦可用之。

### 妊娠小便下血病名胎漏四十六

妊妇有胎不动，腹不疼，而小便中时常有血流出者。人以为血虚胎漏也，谁知气虚不能摄血乎？夫血只能荫胎，而胎中之荫血必赖气以卫之。气虚下陷，则荫胎之血亦随气而陷矣。然则气虚下陷而血未尝虚，不应与气同陷也。不知气乃血之卫，血赖气以固；气虚则血无凭依，无凭依必躁急，躁急必生邪热。血寒则静，血热则动，动则外出而莫能遏，又安得不下流乎！倘气不虚而血热，则必大崩而不止些微之漏矣。治法宜补其气之不足，而泻其火之有余，则血不必止而自无不止矣。方用助气补漏汤：

人参一两　白芍（酒炒）五钱　黄芩（酒炒黑）　生地（酒炒黑）

各三钱　益母草　甘草各一钱　续断二钱

水煎服，一帖而血止，二帖再不漏矣。此方用人参以补阳气，用黄芩以泻阴火，火泻则血不热，而无欲动之机。气旺则血有依，而无可漏之窍。气血俱旺而和协，自然归经而各安其所矣，又安有漏泻之患哉！

### 妊娠子鸣四十七

妊妇怀胎，至七八个月，忽然儿啼腹中，腰间隐隐作痛。人以为胎热之过也，谁知是气虚之故乎？夫儿之在胞胎也，全凭母气以化成。母呼儿亦呼，母吸儿亦吸，未尝有一刻之间断。至七八个月，则母气必虚矣，儿不能随母之气以为呼吸，必有迫不及待之势。母子原相依为命，子失母之气，则拂子之意，而啼于腹中，似可异而究不必异。病名子鸣，气虚甚也。治宜大补其气，使母之气与子气和合，则子之意安而啼亦息矣。方用扶气止啼汤：

黄芪（生用）　麦冬（去心）　人参各一两　当归（酒洗）五钱　橘红五钱　甘草　天花粉各一钱

水煎服，一帖而啼即止，二帖不再啼。此方用人参、黄芪、麦冬以补肺气，使肺气旺，则胞胎之气亦旺；胞胎之气旺，则胞中之子气有不随母之气以为呼吸者，未之有也。

### 妊娠腰腹疼、渴、汗、躁、狂四十八

妇人怀妊，有口渴汗出，大饮冷水，而烦躁发狂，腰腹疼痛，以致胎欲堕者。人莫不谓火盛之极也，抑知是何经之火盛乎？此乃胃火炎炽，熬煎胞胎之水，以致胞胎之水涸，胎失所养，故动而不安耳。夫胃为水谷之海，多气多血之经，所以养五脏六腑者。盖万物皆生于土，土气厚而物始生，土气薄而物必死。然土气之所以能厚者，全赖火气之来生也。胃之能化水谷者，亦赖火气之能化也。今胃中有火，宜乎生土，何以火盛而反致害乎？不知无火难以生土，而火多又能烁水。虽土中有火，土不死，然亦必有水方不燥。使胃火太旺，必致烁干肾水；土中无水，则自润不足，又何以分润胞胎！土烁之极，火势炎蒸，犯心越神，儿胎受逼，安得不下坠

乎！经所谓"二阳之病，发心脾"者，正此义也。治法必须泻火滋水，使水气得旺，则火气自平，火平则汗狂躁渴自除矣。方用息焚安胎汤：

生地（酒炒）一两　白术（土炒）　青蒿各五钱　茯苓　人参各二钱　知母　天花粉各二钱

水煎服，一帖而狂少平，二帖而狂大定，三帖而火尽解，胎亦安矣。此方药料颇重，恐人虑不胜而不敢全用，又不得不再为嘱之，怀胎而火胜，若此非大剂何以能蠲？火不息，则狂不止，而胎能安耶？况药料虽多，均是滋水之味，益而无损，勿过虑也。

### 妊娠中恶四十九

妇人怀子在身，痰多吐涎，偶遇鬼神祟恶，忽然腹中疼痛，胎向上顶。人疑为"子悬"之病也，谁知是中恶而胎不安乎？大凡不正之气，最易伤胎，故有孕之妇，断不宜入庙烧香，与僻静阴寒之地，如古洞幽岩皆不可登。盖邪祟多在神宇潜踪，幽隐岩洞亦其往来游戏之所，触之最易相犯，不可不深戒也。况孕妇又多痰涎，眼目易眩；眼目一眩，如有妄见，此招祟之因痰而起也。人云"怪病每起于痰"，其信然与！治法似宜以治痰为主，然治痰必至耗气，气虚而痰难消化，胎必动摇。必须补气以生血，补血以活痰，再加以清痰之品，则气血不亏，痰亦化矣。方用消恶安胎汤：

当归（酒洗）　白芍（酒炒）各一两　白术（土炒）　茯苓各五钱　人参　天花粉各三钱　甘草　苏叶　沉香（研末）各一钱　陈皮五分

此方大补气血，辅正邪自除之义也。

### 妊娠多怒堕胎五十

妇人有怀妊之后，未至成形或已成形，其胎必堕。人皆曰气血衰微不能固胎之，谁知是性急怒多，肝火大动而不静乎？夫肝本藏血，肝怒则不藏，不藏则血难固。盖肝虽属木，而木中实寄龙雷之火，所谓相火是也。相火宜静不宜动，静则安，动则炽。况木中之火又易动而难静，人生无日无动之时，即无日非动火之时，大怒则火益动矣。火动而不可止遏，则火势飞扬，不能生气养胎，而反食气伤精矣。精伤则胎无所养，势必不坠而不已。经所谓"少火生气，壮火食气"，正此义也。治法宜平其肝中之火，利其腰脐之气，使气生夫血，而血清其火，则庶几矣。方用利气泻火汤：

人参　当归（酒洗）　芡实（炒）各三钱　白术（土炒）一两　熟地（九蒸）　白芍（酒炒）各五钱　甘草一钱　黄芩（酒炒）二钱

水煎服。六十帖而胎不坠矣。此方名虽利气，而实补气也。然补气而不加以泻火之品，则气旺而火不能平，必反害其气也。故加黄芩于补气之中以泻火，又有熟地、归、芍以滋肝；而壮水之主，则血不燥而气得和，怒气息而火自平，不必利气而气无不利，即无往而不利矣。

# 小　产

### 行房不慎小产五十一

妊妇因行房癫狂，遂致小产，血崩不止。人以为火动之极也，谁知是气脱之故乎？大凡妇人之怀妊也，赖肾水以荫胎。水源不足，则火易沸腾，加以久战不已，则火必大动，再至兴酣癫狂，精必大泄。精大泄，则肾水益涸，而龙雷相火益炽，水火两病，胎不能固而堕矣。胎堕而火犹未息。故血随火而崩下，有不可止遏之势。人谓火动之极，亦未为大误也。但血崩本于气虚，火盛本于水亏。肾水既亏，则气之生源涸矣。气源既涸，而气有不脱者乎？此火动是标，而气脱是本也。经云："治病必求其本，本固则标自立矣。"若只以止血为主，而不急固其气，则气散不能速回，而血何由止？不大补其精，则水涸不能遽长，而火且益炽。不揣其本而齐其末，吾未见有能济者也。方用固气填精汤：

人参　黄芪（生用）　大熟地（九蒸）各一两　三七（研末冲）三钱　白术（土炒）　当归（酒洗）各五钱　荆芥穗（炒黑）二钱

水煎服，一帖而血止，二帖而身安，四帖而痊愈。此方之妙，妙在不去清火，而惟补气补精。其奏功独神者，以诸药湿润，能除大热也。盖热是虚，故补气自能摄血，补精自能止血，意在本也。

### 跌闪小产五十二

妊妇有跌仆闪挫，遂致小产，血流紫块，昏晕欲绝者。人皆曰瘀血作祟也，谁知是血室损伤乎？夫血室与胞胎相连，如唇齿之相依。胞胎有伤，则血室亦损，唇亡齿寒，理有必然也。然胞胎伤损而流血者，其伤浅；血室伤损而流血者，其伤深。伤之浅者，疼在腹；伤之深者，晕在心。同一跌仆损伤，而未小产与已小产，治各不同。未小产而胎不安者，宜顾其胎，而不可轻去其血；已小产而血大崩，宜散其瘀，而不可重伤其气。盖胎已堕，血既脱而血室空虚，惟气存耳。倘或再伤其气，安保无气脱之忧乎！经云："血为营，气为卫。"使卫有不固，则营无依而安矣。故必补气以生血，新血生而瘀血自散矣。方用理气散瘀汤：

黄芪（生用）　人参各一两　当归（酒洗）　姜炭各五钱　茯苓丹皮各二钱　红花一钱

水煎服，一帖而流血止，二帖而昏晕除，三帖而全安矣。此方用人参、黄芪以补气，气旺则血可摄也；用当归、丹皮以生血，血生则瘀难留也；用红花、黑姜以活血，血活则晕可除也；用茯苓以利水，水利则血易归经也。

### 大便干结小产五十三

妊妇有口渴烦躁，舌上生疮，两唇肿裂，大便干结，数日不得通，以致腹疼小产者。人皆曰大肠之火热也，谁知是血热烁胎乎？夫血所以养胎也，温和则胎受其益；太热则胎受其损。如其热久烁之，则儿在胞胎之中，若有探汤之苦，难以存活，则必外越下奔，以避炎气之逼迫。欲其胎之不坠也，得乎？然则血荫乎胎，则血必虚耗。血者，阴也，虚则阳亢，亢则害矣。且血乃阴水所化，血日荫胎，取给刻不容缓。而火炽，阴水不能速生以化血，所以阴虚火动；阴中无非火气，血中亦无非火气矣。两火相合，焚逼儿胎，此胎之所以下坠也。治法宜清胞中之火，补肾中之精，则可已矣哉！或疑儿已下坠，何故再顾其胞血不荫胎？何必大补其水？殊不知火动之极，以致胎坠，则胞中纯是一团火气，此火乃虚火也。实火可泄，而虚火宜于补中清之，则虚火易散，而真火可生。倘一味清凉以降火，全不顾胞胎之虚实，势必至寒气逼人，胃中生气萧索矣。胃乃二阳资养五脏者也。胃阳不生，何以化精微以生阴水乎？有不变为劳瘵者者几希矣！方用加减四物汤：

熟地（九蒸）五钱　白芍（生用）　山药（炒）　丹皮（炒）各三钱　当归（酒洗）一两　川芎　山栀子（炒）各一钱　山茱萸（蒸，去核）二钱

水煎服，四五帖而愈矣。丹皮性极凉血，产后用之，最防阴凝之害，慎之。

### 畏寒腹痛小产五十四

妊妇有畏寒腹痛，因而堕胎者。人只知下部太寒也，谁知是气虚不能摄胎乎？夫人生于火，亦养于火，非气不充。气旺则火旺，气衰则火衰。人之所以坐胎者，受父母先天之真火也。先天之真火，即先天之真气以成之，故胎成于气，亦摄于气。气旺则胎牢，气衰则如胎堕。胎日加长，而气日加衰，安得不堕哉！况又遇寒气外侵，则内之火气更微；火气微，则长养无资，此胎之不能不堕也。使当其腹疼之时，即用人参、干姜之类补气祛寒，则可以疼止而胎安。无如人拘于妊娠之药禁，而不敢用，因致堕胎，而仅存几微之气。不急救气，尚有何法？方用黄芪补气汤：

黄芪（生用）二两　当归（酒洗）一两　肉桂（去精皮，研）五分

水煎服，五帖愈矣。倘认定是寒，大用辛热，全不补气与血，恐过于燥热，反致亡阳而变危矣。

### 大怒小产五十五

妊妇有大怒之后，忽然腹疼吐血，因而堕胎；及堕胎之后，腹疼仍未止者。人以为肝之怒火未退也，谁知是血不归经而然乎？夫肝所以藏血者也，大怒则血不能藏，宜失血而不当堕胎，何为失血而胎亦随堕乎？不知肝性最急，血门不闭，其血直捣于胞胎。胞胎之系，通于心肾之间，肝血来冲，必断绝心肾之路。胎因心肾之路断，胞胎失水火之养，所以堕也。胎既堕矣，而腹疼如故者，盖因

心肾未接，欲续无计，彼此痛伤。肝气欲归于心而心不受，欲归于肾而肾不纳，故血犹未静而疼无已也。治法宜引肝之血仍入于肝，而腹疼自已矣。然徒引肝之血，而不平肝之气，则气逆而不易转，即血逆而不易归也。方用引气归血汤：

白芍（酒炒）　当归（酒洗）各五钱　白术（土炒）　黑芥穗　丹皮　麦冬（去心）各三钱　甘草　郁金（醋炒）各一钱　姜炭　香附（酒炒）各五分

水煎服。此方名为引气，其实仍是引血也。引血亦所以引气，气归于肝之中，血亦归于肝之内。气血两归，腹疼自止矣。

## 难　产

### 血虚难产五十六

妊娠有腹疼数日，不能生产。人皆曰气虚力弱，不能送子出门，谁知是血虚胶滞，胞中无血，儿难转身乎？夫胎之成，成于肾脏之精；而胎之养，养于五脏六腑之血。故血旺则子易生，血衰则子难产。所以临产之前，宜用补血之药，补血而血不能遽生，必更兼补气以生之。然不可纯补其气也，恐阳过于旺，则血仍不足，偏胜之害，必有升而无降，亦难产之渐也。防微杜渐，其惟气血兼补乎！使气血并旺，则气能推送，而血足以济之。是汪洋之中，自不难转身也，又何有胶滞之患乎！方用送子丹：

当归（酒洗）　麦冬（去心）　生黄芪各一两　川芎三钱　熟地（九蒸）五钱

水煎服。二帖而生矣，且无横生倒产之患，此补血、补气之药也。二者相较，补血之味多于补气之品。盖补气止用黄芪一味，其余无非补血之品。血旺，气得所养；气生，血得所依，胞胎润泽，自然易产。譬如舟遇水浅之处，虽大用人力，终难推行。忽逢春水泛滥，舟自跃跃欲行；再得顺风以送之，有不扬帆而迅行者乎！

### 交骨不开难产五十七

妊妇有儿到产门，竟不能下，此危急存亡之时也。人以为胞胎先破，水干不能滑利也，谁知是交骨不开之故乎？盖产门之上，原有骨二块，两相斗合，名曰"交骨"。未产之前，其骨自合，若天衣之无缝；临产之际，其骨自开，如开门之见山。妇人儿门之肉，原自斜生，皮亦横长，实可宽可窄，可大可小者也。苟非交骨连络，则儿门必然大开，可以手入探取胞胎矣。此交骨为儿门之下关，实妇人锁钥之键。此骨不闭，则肠可直下；此骨不开，则儿难降生。然而交骨之能开能合者，气血主之也。血旺而气衰，则儿虽向下，而儿门不开；气旺而血衰，则儿门可开，而儿难向下。是气所以开交骨，血所以转儿身也。欲生产之顺利，非大补气血不可。然交骨之闭甚易，而交骨之开甚难。临产交骨不开者，多由于产前贪欲泄精太甚。精泄则气血失生化之本，而大亏矣。气血亏，则无以运润于儿门，而交骨黏滞不开矣。故欲交骨之开，必须于补气补血之中，而加开骨之品。两相合治，自无不开之患，不必催生而儿自迅下，母子俱无恙矣。方用"降子汤"：

当归 柞木枝各一两 人参 川芎各五钱 红花一钱 川牛膝三钱

水煎服，一剂儿门必响亮一声，交骨开解而儿乃降生矣。此方用人参以补气，芎、归以补血，红花以活血，牛膝以降下，柞木枝以开关解骨，君臣佐使同心协力，所以取效如神，在用开于补之中也。然单用柞木支，亦能开骨；但不补气与血，恐开而难合，未免有下部中风之患；不若此方之能开能合之为神妙也。至于儿未临门之时，万不可先用柞木以开其门。然用降子汤亦正无妨，以其能补气血耳。若欲单用柞木，必须候到门而后可。

### 脚手先下难产五十八

妊妇生产之际，有脚先下而儿不得下者，有手先下而儿不得下者。人以为横生倒产，至危之症也，谁知是气血两虚之故乎？夫儿在胞胎之中，儿身正坐，男面向后，女面向前；及至生时，头必旋转而向下生，此天地造化之奇，非人力所能勉强者。虽然先天与后天原并行而不悖，天机之动，必得人力以济之。所谓人力者，非产母用力之谓也，谓产母之气与血耳。产母之气血足，则胎必顺；产母之气血亏，则胎必逆。顺则易生，逆则难产。气血既亏，母身必弱，子在胞中亦必弱。胎弱无力，欲转头向下而不能，此胎之所以有脚手先下者也。当是之时，急用针刺儿之手足，则儿必痛而缩入，急用转天汤以救顺之：

人参 当归（酒洗）各二两 川芎一两 川牛膝三钱 升麻四分 制附子一分

水煎服。一帖而儿转身矣，再二帖自然顺生。此方之妙，用人参以补气之亏，用芎、归以补血之亏，人人皆知其义。若用升麻，又用牛膝、附子，恐人未识其妙也。盖儿已身斜，非用提挈则头不易转；然转其身，非用下行则身不易降。升麻、牛膝并用，而又用附子者，欲其无经不达，使气血迅速以催生也。

### 气逆难产五十九

妇人有生产数日，而胎不下者，服催生之药，皆不见效。人以为交骨之难开也，谁知是气逆不行而然乎？夫交骨不开，固是难产；然儿头到产门而不能下者，方是交骨不开之故，自当用开骨之剂。若儿头尚未到产门，乃气逆不行，儿身难转，非交骨不开之故也。若开其交骨，则儿门大开，儿头未转而向下，必致变症非常，是儿门万万不可轻开也。大凡生产之时，切忌坐草太早。若儿未转头，原难骤生，乃早于坐草，产妇见儿许久不下，未免心怀恐惧。恐则神怯，怯则气下而不能升；气既不升，则上焦闭塞，而气乃逆矣。上气既逆，而上焦必胀满，而气益难行。气阻滞于上下之间，不利气而徒催生，则气愈逆而胎愈闭矣。治法但利其气，儿自转身而下矣。方用舒其散：

人参 当归（酒洗）各一两 白芍（酒炒） 川芎各五钱 紫苏梗三钱 牛膝二钱 陈皮一钱 柴胡八分 葱白七寸

水煎服，一剂而逆气转，儿即下矣。此方利气，而实补气。盖气逆由于气虚，气虚易于恐惧，补其气而恐惧自定。恐惧定，而气逆者将莫知其何以定也，何必开交骨之多事乎哉！

### 子死产门难产六十

妇人有生产三四日，儿已到产门，交骨不开，儿不得下，子死而母未亡者。服开骨之药不验，当有死亡之危。今幸而不死者，正因其子死而胞胎下坠，子母离开，母气已收，未至同子气俱绝也。治但救其母，而不必顾其子矣。然死子在产门，塞其下口，有致母死之患。宜用推送之法，补血以生水，补气以生血；使气血两旺，死子可出，而存母命也。倘徒用降子之剂以坠之，则死子未必下，而母气先脱矣。非救援之善者也。山亲见此等之症，常用救母丹活人颇多，故志之：

人参　川芎　益母草各一两　当归（酒洗）一两　赤石脂一钱
荆芥穗（炒黑）三钱

水煎服。一帖而死子下矣。此方用芎、归以补血，人参以补气，气旺血旺，则上能升而下能降，气能推而血能送。况益母又善下死胎，石脂能下瘀血，自然一涌而出，无少阻滞矣。

### 子死腹中难产六十一

妇人有生产六七日，胞衣已破而子不见下。人以为难产之故也，谁知是子已死于腹中乎？夫儿死于儿门之边易辨，而死于腹中难识。盖儿已到产门之边，未死者头必能伸能缩，已死者必然不动，即以手推之，亦必不动如故。若系未死，用手少拔其儿之发，儿必退入，故曰易辨。若儿死在腹中何从而知之？然实有可辨而知之者，凡子死腹中而母可救者，产母之面必无煤黑之气，是子死而母无死气也。子死腹中而母难救，产母之面必有烟熏之气，是子死而母亦无生机也。以此辨死生，断断不爽也。既知儿死腹中，不能用药以降之，危道也；若用霸道以泄之，亦危道也。盖生产至六七日，其母之气必甚困乏，乌能胜霸道之治！如用霸道以强逐其死子，恐死子下而母亦立亡矣。必须仍补其母，使母之气血旺，而死子自下也。方用疗儿散：

人参一两　当归（酒洗）二两　川牛膝五钱　鬼臼（研）三钱　乳香（去油）二钱

水煎服。一帖死子下，而母生矣。凡儿之降生，必先转其头。原因其母气血之虚，以致儿不能转头以向下。世人用催生之药，以耗儿之气血，则儿之气不能通达，反致闭闷而死于腹中。此实庸医杀之也。所以难产之疾，断断不可用催生之药，只宜补气补血，以壮其母，而全活婴儿之命，正无穷也。此方救儿死之母，仍大补气血，所以救其本也；谁知救本，即所以催生哉！

## 正　产

### 正产胞衣不下六十二

产妇有儿已下地，而胞衣留滞于腹中，二三日不下，心烦意躁，时欲昏晕。人以为胞衣之蒂未断也，谁知是血少干枯，粘连于腹中乎？世人见胞衣不下，未免心怀疑惧，恐其冲之于心，而有死亡之兆。然而胞衣究何能上冲于心也？但胞衣不下，瘀血未免难行，恐有血晕之虑耳。治法仍宜大补其气血，使生血以送胞衣，则胞衣自然润滑，润滑则易下生。气以助生血，则血生自然迅速，尤易催堕也。方用送胞汤：

当归（酒洗）二两　益母草　乳香（不去油）　没药（不去油）各一两　川芎五钱　荆芥穗（炒黑）三钱　麝香（研，另冲）五钱

水煎服，立下。此方以芎、归补其气血，以荆芥引血归经，用益母、乳香等药逐瘀而下胞衣。新血既生，则旧血难存；气旺上升，而瘀浊自降，尚有留滞之苦哉？夫胞衣是包儿之一物，非依于子，即依于母，子生而不随子俱下，以子之不可依也，故留滞于腹。若有回顺其母之心，母胞虽已生子，而其蒂间之气原未遽绝。所以留连欲脱而未脱，往往有存腹六七日不下，而竟不腐烂者，正以其尚有生气也。可见胞衣留腹不能杀人，补之而自降耳。或谓胞衣既有生气，补气补血，则胞衣亦宜坚牢，何以补之而反降也？不知子未下，补则益于子；子已下，补则益于母。益子而胞衣之气连，益母而胞衣之气脱。此胞胎之气通则两合，闭则两开矣。故大补气血，而胞衣反降也。

有妇人子下地五六日，而胞衣留于腹中，百计治之，竟不能下，而又绝无昏晕烦躁之状。人以为瘀血之粘连也，谁知是气虚不能推送乎？夫瘀血在腹，断无不作祟之理，有则必然发晕。今安然无恙，是血已净矣，血净宜清气升而浊气降。今胞衣不下，是清气下降而难升，遂至浊气上浮而难降。然浊气上升，又必有烦躁之病，今亦安然者，是清浊之气两不能生矣；然则补其气，不无浊气之上升乎？不知清升而浊降者，一定之理，未有清升而浊亦升者也。苟能于补气之中，仍分其清浊之气，则升清正所以降浊也。方用补中益气汤：

人参三钱　生黄芪一两　柴胡　升麻各三分　炙甘草一分　当归五钱　白术（土炒）　莱菔子（土炒）各五分　陈皮二分

水煎服，一剂而胞衣自下矣。夫补中益气汤乃提气之药也，并非推送之剂，何以能降胞衣如此之速也？然而浊气之不降者，由于清气之不升。提其气则清升而浊降；浊气降则腹中所存之物即无不随浊气而尽降，正不必再用推送之法也，况又加莱菔子数分，能理浊气，不致两相扞格，所以奏功之奇也。

### 正产气虚血晕六十三

妇人甫产儿后，忽然眼目昏花，呕恶欲吐，中心无主，或神魂外越，恍若天上行云。人以为恶血冲心之患也，谁知是气虚欲脱而然乎？盖新产之妇，血必尽倾，血室空虚，止存几微之气。倘其人阳气素虚，不能生血；心中之血前已荫胎，胎堕而心中之血亦随胎而俱堕。心无血养，所赖者几微之气以固之耳。今气又虚而欲脱而君心无护，所剩残血欲奔回救主；而自非正血，不能归经，内庭变乱，而成血晕之症矣。治法必须大补气血，断不可单治血晕也。或疑血晕是热血上冲，而更补其血，不愈助其上冲之势乎？不知新血不生，旧血不散；补血以生新血，正活血以逐旧血也。然血有形之物，难以速生；气乃无形之物，易于迅发。

补气以生血，尤易于补血以生血耳。方用补气解晕汤：

人参　生黄芪　当归（不酒洗）各一两　黑芥穗三钱　姜炭一钱

水煎服，一帖而晕止，二帖而心定，三帖而血生，四帖而血旺，再不晕矣。此乃解晕之圣药。用生芪以补气，使气壮而生血也，用当归以补血，使血旺而养气也。气血两旺，而心自定矣。用荆芥、姜炭引血归经，用姜炭以行瘀引阳，瘀血去而正血归，不必解晕而晕自解矣。一方之中，药止五味，而其奏功之奇而大如此，其神矣乎！

### 正产血晕不语六十四

产妇有子方下地，即昏晕不语，此气血两脱也，本在不救。然救之得法，亦有能生者。山得岐天师秘诀，何敢隐而不宣乎！当斯之时，急用银针刺其眉心，得血出则语矣。然后以人参一两煎汤灌之，无不生者。即用黄芪二两、当归一两，名"当归补血汤"。煎汤一碗灌之，亦得生；万不可于二方之中，轻加附子。盖附子无经不达，反引气血之药，走而不守，不能专注于胞胎；不若人参、归、芪直救其气血之绝聚而不散也。盖产妇昏晕，全是血室空虚，无以养心，以致昏晕。舌为心之苗；心既无主，而舌又安能出声耶？夫眉心之穴，上通于脑，下通于舌，而其系则连于心。刺其眉心，则脑与舌俱通，而心之清气上升，则瘀血自然下降矣。然后以参、芪、当归之能补气生血者，煎汤灌之，则气与血接续，又何至于死亡乎！虽单用参、芪、当归，亦有能生者，然终不若先刺眉心之为更妙。世人但知灸眉心之法，不知刺更胜于灸。盖灸法缓而刺法急，缓则难于救绝，急则易于回生。所谓"急则治其标，缓则治其本"者，此也。

### 正产败血攻心晕狂六十五

妇人有产后二三日，发热，恶露不行，败血攻心，狂言呼叫，甚欲奔走，拿提不定。人以为邪热在胃之过，谁知是血虚心不得养而然乎？夫产后之血，尽随胞胎而外越，则血室空虚，脏腑皆无血养。只有心中之血尚存几微，以护心君；而脏腑失其所养，皆欲取给于心，心包为心君之宰相，拦绝各脏腑之气，不许入心，始得心神安静。是护心者，全藉心包之力也。使心包亦虚，不能障心，而各脏腑之气遂直入于心，以分取乎心血。心包情急，既不能内顾其君，又不能外御乎众；于是大声疾呼，号鸣勤王，而其迹象反近于狂悖，有无可如何之势。故病状似热而实非热也。治法须大补心中之血，使各脏腑分取以自养，不得再扰乎心君，则心君泰然而心包亦安矣。方用安心汤：

当归二两　川芎一两　生地（炒）　丹皮（炒）各五钱　生蒲黄二钱　干荷叶一片

水煎服，一帖而狂定，恶露亦下矣。此方用芎、归以养血，何以又用生地、丹皮之凉血？似非产后所宜。不知恶露所以奔心，原因虚热相犯，于补中凉之，而凉不为害，况益之以荷叶，七窍相通，引邪外出。不惟内不害心，且佐蒲黄以分解乎恶露也。但只可暂用以定狂，不可多用以取咎也。谨之！慎之！

### 正产肠下六十六

产妇肠下，亦危症也。人以为儿门不关之故，谁知是气虚下陷，而不能收乎？夫气虚下陷，自宜用升提之药以提其气。然新产之妇，恐有瘀血在腹，一旦提气，并瘀血升腾于上，则冲心之患又恐变出非常，是气又不可竟提也。气既不可竟提，而气又下陷，将用何法以治之哉！盖气之下陷者，因气之虚也，但补其气则气旺，而肠自升举矣。惟是补气之药少，则气力薄而难以上升，必须以多为贵，则阳旺力强，断不能降而不升矣。方用补气升肠饮：

人参（去芦）　生黄芪　当归（酒洗）各一两　白术（土炒）五钱　川芎（酒洗）三钱　升麻一分

水煎服，一帖而肠升矣。此方纯于补气，全不去升肠，即如用升麻一分，亦不过引气而升耳。盖升麻之为用，少则气升，多则血升也，不可不知。又方用蓖麻仁四十九粒，捣涂顶心以提之，肠升即刻洗去，时久则恐吐血，此亦升肠之一法也。

# 产　后

## 产后少腹疼六十七

妇人产后少腹疼痛，甚则结成一块，按之愈疼。人以为儿枕之疼也，谁知是瘀血作祟乎？夫儿枕者，前人谓儿头枕之物也。儿枕之不疼，岂儿生不枕而反疼，是非儿枕可知矣。既非儿枕，何故作疼？乃是瘀血未散，结作成团而作疼耳。凡此等症，多是壮健之妇，血有余而非血不足也，似乎可用破血之药。然血活则瘀自除，血结则瘀作祟，若不补血而反败血，虽瘀血可消，毕竟耗损难免。不若于补血之中，以行逐瘀之法，则气血不耗而瘀亦尽消矣。方用散结定疼汤：

当归（酒洗）一两　川芎（酒洗）五钱　丹皮（炒）　黑芥穗各二钱　益母草三钱　乳香（去油）一钱　山楂（炒黑）十粒　桃仁（泡，去皮尖，炒研）七粒

水煎服，一帖而疼止而愈，不必再服也。此方逐瘀于补血之中，消块于生血之内，妙在不专攻疼病而疼病止。彼世人一见儿枕之疼，动用元胡、苏木、蒲黄、五灵脂之类以化块又何足论哉！

妇人产后少腹疼痛，按之即止。人亦以为儿枕之疼也，谁知是血虚而然乎？夫产后亡血过多，血室空虚，原能腹疼，十妇九然。但疼有虚实之分，不可不辨。如糟糖触体光景，是虚疼而非实疼也。大凡虚痛宜补，而产后之虚疼尤宜补焉。惟是血虚之疼，必须用补血之药，而补血之味多是润滑之品，恐与大肠不无相碍。然产后血虚，肠多干燥，润滑正相宜也，何碍之有？方用肠宁汤：

当归（酒洗）　熟地（九蒸）各一两　人参　麦冬（去心）　山药（炒）　阿胶（蛤粉炒）各三钱　续断　甘草各一钱　肉桂（去粗研）二分

水煎服，一帖而疼轻，二帖而疼止，多服更宜。此方补气补血之药也，然补气而无太郁之忧，补血而无太滞之患，气血既生，不必止疼而疼自止矣。

### 产后气喘六十八

妇人产后气喘，最是大危之症。苟不急治，立刻死亡。人只知是气血之虚也，谁知是气血两脱乎？夫既气血两脱，人将立死，何又能作喘？然此血将脱，而气犹未脱也；血将脱而气欲挽之，而反上喘。如人救溺，援之而力不胜，又不肯自安于不救，乃召号同志以求助，故呼声而喘作。其症虽危而可救处，正在能作喘也。盖肺主气，喘则肺气似盛而实衰。当是之时，血将脱而万难骤生，望肺气之相救甚急，若赤子之望慈母。然而肺因血失，止存几微之气，自顾尚且不暇，又何能提挈乎血！气不与血俱脱者几希矣，是救血必须补气也。方用救脱活母汤：

人参二两　当归（酒洗）　熟地（九蒸）　麦冬（去心）各一两　枸杞子　山茱萸（蒸去核）各五钱　黑芥穗　阿胶（蛤粉炒）各二钱　肉桂（去粗研）一钱

水煎服，一帖而喘轻，二帖而喘减，三帖而喘定，四帖而痊愈矣。此方用人参以接续元阳，然徒补其气而不补其血，则阳燥而狂。虽回生于一时，亦旋得旋失之道。即补血而不补其肝肾之精，则本源不固，阳气又安得而续乎！所以又用熟地、山茱萸、枸杞子之类，以大补其肝肾之精，而后大益其肺气则肺气健旺，升提有力矣。特虑新产之后，用补阴之药，腻滞不行，又加肉桂以补命门之火。使火气有根，助人参以生气，且能运化地黄之类以化精生血。若过于助阳，万一血随阳动，瘀而上行，亦非保全之策，更加荆芥以引血归经，则肺气安而喘速定。治几其神乎！

### 产后恶寒身颤六十九

妇人产后恶寒恶心，身体颤，发热作渴。人以为产后伤寒也，谁知是气血两虚，正不敌邪而然乎？大凡人之气不虚，则邪断难入。产妇失血既多，则气必大虚。气虚则皮毛无卫，邪原易入，正不必户外之风来袭体也。即一举一动，风即可乘虚而入之。然产后之妇，风易入而亦易出。凡有外邪之感，俱不必祛风，况产妇之恶寒者，寒由内生也；发热者，热由内弱也；身颤者，颤由气虚也。

治其内寒，而外寒自散。治其内弱，而外热自解，壮其元阳，而身颤自除。方用十全大补汤：

人参　白术（土炒）　茯苓（去皮）　当归（酒洗）各三钱　甘草（炙）　川芎（酒洗）　肉桂（去粗研）各一钱　熟地（九蒸）五钱　白芍（酒炒）二钱　生黄芪一两

水煎服，一帖而诸病悉愈。此方但补气与血之虚，而不去散风与邪之实，正以正足而邪自除也。况原无邪气乎！所以奏功之捷也。

### 产后恶心呕吐七十

妇人产后恶心欲呕，时而作吐。人皆曰胃气之寒也，谁知是肾气之寒乎？夫胃为肾之关，胃之气寒，则胃气不能行于肾之中；肾之气寒，则肾气亦不能行于胃之内。是肾与胃不可分而两之也。惟是产后失血过多，必致肾水干涸。肾水涸，应肾火上炎，当不至胃有寒冷之虞，何故肾寒而胃亦寒乎？盖新产之余，水乃遽然涸去，虚火尚不能生。火既不生，而寒之象自现。治法宜补其肾中之火，然火无水济，则火在水上，未必不成火动阴虚之症。必须于水中补火，肾中温胃，而后肾无太热之患，胃有既济之欢也。方用温肾止呕汤：

熟地（九蒸）　山茱萸（蒸，去核）各五钱　巴戟天（盐水浸）白术（土炒）各一两　人参三钱　炮姜一钱　茯苓（去皮）二钱　白豆蔻（研）一粒　橘红（姜汁洗）五分

水煎服，一帖而呕吐止，二帖而不再发，四帖而痊愈矣。此方补肾之药，多于治胃之品，然而治肾仍是治胃也。所以肾气升腾而胃寒自解，不必用大热之剂温胃而去寒也。

### 产后血崩七十一

少妇产后半月，血崩昏晕，目见鬼神。人皆曰恶血冲心也，谁知是不慎房帏之过乎！夫产后业逾半月，虽不比初产之二三日，而气血初生，尚未全复。即血路已净，而胞胎之损伤未痊，断不可轻于一试，以重伤其门户。无奈少娇之妇，气血初复，不知慎养，欲

心大动，贪合图欢，以致血崩昏晕，目见鬼神。是心肾两伤，不特胞胎门户已也。明明是既犯色戒，又加酣战，以致大泄其精。精泄而神亦随之而欲脱，此等之症，乃自作之孽，多不可活，然于不可活之中，而思一急救之法，舍大补其气与血，别无良法也。方用救败求生汤：

人参　当归（酒洗）　白术（土炒）各二两　熟地（九蒸）一两　山茱萸（蒸）　山药（炒）　枣仁（生用）各五钱　附子（自制）二分或一钱

水煎服，一帖而神定，二帖而晕止，三帖而血亦止矣。倘一服见效，连服三四天，减去一半，再服十帖，可庆更生。此方补气以回元阳于无何有之乡，阳回而气回，自可摄血以归神，生精而续命矣。

### 产后手伤胞胎淋漓不止七十二

妇人有生产之时，被稳婆手入产门，损伤胞胎，因而淋漓不止，欲少忍须臾而不能。人谓胞破不能再补也，孰知不然。夫破伤皮肤，尚可完补，岂破在腹内者独不可治疗！或谓破在外，可用药外治以生皮肤；破在内，虽有灵膏无可救补。然破之在内者，外治虽无可施力，安必内治不可奏功乎？试思疮伤之毒，大有缺陷，尚可服药，以生肌肉。此不过收生不谨，小有所损，并无恶意，何难补其缺陷也！方用完胞饮：

人参　当归（酒洗）各一两　白术（土炒）十两　茯苓（去皮）益母草各三钱　生黄芪　川芎各五钱　红花　白及末各一钱　桃仁（泡，炒，研）十粒

用猪、羊胞一个，先煎汤，后煎药，饥服，十帖痊愈。夫胞损宜用补胞之药，何以反用补气血之药也？盖生产本不可手探试，而稳婆竟以手探胞胎，以致伤损，则难产必矣。难产者，因气血之虚也。产后大伤气血，是虚而又虚矣。因虚而损，复因损而更虚。若不补其气与血，而胞胎之破何以奏功乎？今之大补其气血者，不啻饥而与之食，渴而与之饮也。则精神大长，气血再造而胞胎何难不

完乎！所以旬日之内便成功也。

### 产后四肢浮肿七十三

产后四肢浮肿，寒热往来，气喘咳嗽，胸膈不利，口吐酸水，两胁疼痛。人皆曰败血流于经络渗于四肢，以致气逆也，谁知是肝肾两虚，阴不得出之阳乎？夫产后之妇，气血大亏，自然肾水足，肾火沸腾。然水不足，则不能养肝，而肝木大燥，木中乏津，木燥火发，肾火有党，子母两焚，火焰直冲而上克肺金，金受火刑，力难制肝，而咳嗽喘满之病生焉。肝火既旺，而下克脾土，土受木刑，力难制水，而四肢浮肿之病出焉。然而肝木之火旺，乃假象而非真旺也。假旺之气若盛而实不足，故时而热，时而寒，往来无定，乃随气之盛衰以为寒热。而寒非真寒，热亦非真热，是以气逆于胸膈之间而不舒耳！两胁者，肝之部位也，酸者，肝之气味也。吐酸，胁疼痛，皆肝虚而肾不能荣之象也。治法宜补血以养肝，补精以生血，精血足而气自顺，而寒热、咳嗽浮肿之病悉退矣。方用转气汤：

人参 茯苓（去皮） 白术（土炒） 山茱萸（蒸） 芡实（炒）各三钱 当归（酒洗） 白芍（酒炒） 山药（炒）各五钱 熟地（九蒸）一两 补骨脂（盐水炒）一钱 柴胡五分

水煎服，三帖效，十帖痊。此方皆是补血补精之品，何以名为"转气"耶？不知气逆由于气虚，乃是肝肾之气虚也。补肝肾之精血，即所以补肝肾之气也。盖虚则逆，旺则顺，是补即转也。气转而各症尽愈，阴出之阳，则阴阳无格之虞矣。

### 产后肉线出七十四

妇人有产后水道中出肉线一条，长二三尺，动之则疼痛欲绝。人以为胞胎之下坠也，谁知是带脉之虚脱乎？夫带脉束于任督之间，任脉前而督脉后。二脉有力，则带脉坚牢，二脉无力，则带脉崩坠。产后亡血过多，无血以养任督而带脉崩坠，力难升举，故随溺而堕下也。带脉下垂，每每作痛于腰脐之间，况下坠者而出于产门之外，其失于关键也更甚，安得不疼痛欲绝乎！方用两收汤：

人参　山药（炒）各一两　白术（土炒）　熟地（九蒸）各二两川芎（酒洗）　巴戟天（盐水浸）各三钱　山茱萸（蒸）四钱　芡实（炒）　扁豆（炒）　杜仲（炒黑）各五钱　白果（捣碎）十粒

水煎服，一帖而收半，二帖而全收矣。此方补任督而仍补腰脐，盖以任督连于腰脐也。补任督而不补腰脐，则任督无助，而带脉何以升举？惟两补之，则任督得腰脐之助，带脉亦得任督之力而收矣。

### 产后肝痿七十五

妇人产后阴户中垂下一物，其形如帕，或有角，或二岐。人以为产颓也，谁知是肝痿之故乎？夫产后何以成肝痿也？盖因产前劳役过伤，又触动怪怒，以致肝不藏血，血亡过多，故肝之脂膜随血崩坠，其形似子宫，而实非子宫。若是子宫之下坠，状如茄子，只到产门而不能越出于产门之外。唯肝之脂膜，往往出产门外者至六七寸许，且有粘席于落一片如手掌大者。如是子宫坠落，人立死矣，又安得能复生乎！治法宜大补其气与血，而少加升提之品，则肝气旺而易生，肝血旺而易养。肝得生养之力，而脂膜自收。方用收膜汤：

生黄芪一两　人参　白术（土炒）　白芍（酒炒焦）各五钱　当归（酒洗）三钱　升麻一钱

水煎服，一帖即收矣。或疑产后禁用白芍，恐伐生气之源，何以频用之而奏功也？而未读仲景之书者。嗟乎！白芍之在产后不可频用者，恐其收敛乎瘀也，而谓伐生气之源，则误矣。况病之在肝者，尤不可以不用。且用之于大补气血之中，在芍药亦忘其为酸收矣，又何能少有作祟者乎！矧脂膜下坠，正借酸收之力，助升麻以提升气血，所以奏功之捷也。

### 产后气血两虚乳汁不下七十六

妇人产后绝无点滴之乳。人以为乳管之闭也，谁知是气与血之两涸乎！夫乳乃气血之所化而成也，无血固不能生乳汁，无气亦不能生乳汁，然二者之中，血之化乳又不若气之所化为尤速。新产之妇血已大亏，血本自顾不暇，又何能以化乳？乳全赖气之力，以行血而化之也。今产后数日，而乳不下点滴之汁，其血少气衰可知。气旺则乳汁旺，气衰则乳汁衰，气涸则乳汁亦涸，必然之热也。世人不知大补气血之妙，而一味通乳，岂知无气则乳无以化，无血则乳无以生，不几向饥人而乞食，贫人而索金乎！治法宜补气以生血，而乳汁自下，不必利窍以通乳也。方名通乳丹：

人参　生黄芪各一两　当归（酒洗）二两　麦冬（去心）五钱　木通　桔梗各三分　七孔猪蹄（去爪壳）二个

水煎服，二剂而乳如泉涌矣。此方专补气血以生乳汁，正以乳生于气血也，产后气血涸而无乳，非乳管之闭而无乳者可比。不去通乳而名"通乳丹"，亦因服之乳通而名之。今不通乳而乳生，即名"生乳丹"亦可。

### 产后郁结乳汁不通七十七

少壮之妇于生产之后，或闻丈夫之嫌，或听翁姑之谇，遂致两乳胀满疼痛，乳汁不通。人以为阳明之火热也，谁知是肝气之郁结乎？夫阳明属胃，乃多气多血之府也。乳汁之化，原属阳明。然阳明属土，壮妇产后虽云亡血，而阳明之气实未尽衰，必得肝木之气以相通，始能化成乳汁，未可全责之阳明也。盖乳汁之化，全在气而不在血。今产后数日，宜其有乳，而两乳胀满作痛，是欲化乳而不可得，非气郁而何！明明是羞愤成郁，土木相结，又安能化乳而成汁也！治法宜大舒其肝木之气，而阳明之气血自通，而乳亦通矣，不必专去通乳。方用通肝生乳汤：

白芍（醋炒）　当归（酒洗）　白术（土炒）　麦冬（去心）各五钱　甘草　熟地各三分　通草　柴胡　远志各一钱

水煎服，一剂即通，不必再服也。

# 产后编上卷共四十三症

## 产后总论

凡病起于血气之衰，脾胃之虚，而产后尤甚。是以丹溪先生论产后必大补气血为先，虽有他症，以末治之，斯言尽治产之大旨。若能扩充立方，则治产可无过矣。夫产后忧惊、劳倦，气血暴虚，诸症乘虚易入。如有气毋专耗散，有食毋专消导；热不可用芩、连；寒不可用桂、附。寒则血块停滞，热则新血崩流。至若中虚外感，见三阳表证之多似可汗也，在产后而用麻黄则重竭其阳；见三阴里证之多似可下也，在产后而用承气，则重亡阴血。耳聋、胁痛乃肾虚恶露之停，休用柴胡；谵语、出汗乃元弱似邪之症，非同胃实。厥由阳气之衰，无分寒热，非大补不能回阳而起弱。痉因阴血之亏，不论刚柔，非滋荣不能舒筋而活络。乍寒乍热发作无期，症似疟也，若以疟治，迁延难愈。言论无伦，神不守舍，病似邪也，若以邪治，危亡可待。去血过多而大便燥结，肉苁蓉加于生化，非润肠承气之能通。去汗过多而小便短涩，六君子倍加参、芪，必生津助液之可利。加参生化汤频服，救产后之危；长生活命丹屡用苏绝谷之人。癫疝脱肛多是气虚下陷，补中益气之方；口噤拳挛乃因血燥类风加参生化之剂；产户入风而痛甚宜服羌活养荣汤；玉门伤凉而不闭宜洗蝌蚪硫黄散；怔忡惊悸，生化汤加以定志；似邪恍惚，安神丸助以归脾；因气而闷满、虚烦，生化汤加木香为佐；因食而嗳酸、恶食，六君子加神曲、麦芽为良。苏木、莪术大能破血；青皮、枳壳最消满胀。一应耗气破血之剂，汗、吐、宣、下之法，止可施诸壮实，岂宜用于胎产。大抵新产后先问恶露如何？块痛未除，不可遽加参、术；腹中痛止，补中益气无疑。至若亡阳脱汗，气虚喘促，频服加参生化汤是从权也。又如亡阴火热，血崩厥晕，速煎生化原方是救急也。王太仆云："治下补下治以急。"缓则道路达而力微，急则气味厚而力重。故治产当遵丹溪而固本，服法宜效太仆以频加。凡付生死之重奇，须着意如极危；欲求俯仰之无亏，用存心于爱物。此虽未尽产症之详，然所闻一症皆援近乡治验为据，亦未必无小补云。

## 产前、后方症宜忌

### 正产

正产者有腹或痛或止腰胁酸痛，或势急而胞未破，名弄胎，服八珍汤加香附自安。有胞破数日而痛倘缓，亦服上药俟之。

### 伤产

伤产者胎未足月有所伤动，或腹痛脐痛，或服催生药太早，或产母努力太过，逼儿错路，不能正产。故临月必举动从容，不可多睡、饱食、饮酒，但觉腹中动转即正身仰卧，待儿转顺，与其临时费力，不如先时慎重。

### 调产

调产者，产母临月择稳婆、办器用、备参药。产时不可多人喧闹，二人扶身或凭物站，心烦用滚水调白蜜一匙，独活汤更妙，或饥服米粥少许，勿令饥渴。有生息未顺者，只说有双胎，或胎衣不下，勿令产母惊恐。

### 催生

催生者，因坐草太早，困倦难产，用八珍汤稍佐以香附、乳香以助血气。胞衣早破，浆血已干，亦用八珍汤。

### 热产

热产者，暑月宜温凉得宜，若产室人众，热气蒸逼，致头痛、面赤、昏晕等症。宜饮清水少许以解之。然风、雨、阴凉亦当避之。

## 冻产

冻产者，天寒血气凝滞，不能速生。故衣裳宜厚，产室宜暖，背心下体尤要。

## 横产

横产者，儿居母腹，头上足下，产时则头向下，产母若用力逼之，胎转至半而横。当令产母安然仰卧，令其自顺。稳婆以中指挟其肩，勿使脐带羁绊，用催生药努力即生。

当归　紫苏各三钱　长流水煎服即下。

一方用好京墨磨服之即下。

一方用败笔头一个，火煅，以藕节自然汁调服即下。

一方用益母草六两，浓煎，加童便一大杯调服即下。

## 盘肠产

盘肠产者，产则子肠先出，然后生子。其肠或未即收，以蓖麻子四十九粒，研碎涂头上，肠收急急洗去，迟则有害。又方止用四十粒，去皮研为膏，涂顶中，收即拭之。如肠燥，以磨刀水润之，再用磁石煎汤服之，须阴阳家用过有验者。

## 难产

难产者，交骨不开，不能生产也。服加味芎归汤良久即下。

小川芎　当归各一两　败龟板（酒炙）一个　妇人发灰（须用生过男女者，为末）一握

水一钟，煎七分服。

## 死产

死产者，子死腹中也。验母舌青黑，其胎已死。先用平胃散一服，酒水各一钟，煎八分，投朴硝煎服即下，用童便亦好，后用补剂调理。

## 下胞

胞衣不下，用滚酒送下失笑散一剂，或益母丸，或生化汤送鹿角灰一钱，或以产母发入口作吐，胞衣即出。有气虚不能送出者，腹必胀痛，单用生化汤：

全当归—两 川芎三钱 白术 香附各—钱 加人参三钱更妙

水煎服。

一方用蓖麻子二两，雄黄二钱，研膏涂涌泉穴，衣下即速洗去。

平胃散：

南苍术（米泔水浸炒） 厚朴（姜炒） 陈皮 炙甘草各二钱

共为粗末，或水煎，或酒煎，煎成时加朴硝二钱，再煎一二沸，温服。

失笑散：

五灵脂 蒲黄 俱研为细末，每服三钱，热酒下。

## 断脐

断脐必以绵裹，咬断为妙。如遇天寒，或因难产，母、子劳倦，宜以大麻油纸燃，徐徐烧断，以助元气。虽儿已死，令暖气入脐多得生，切勿以刀断之。

滑胎散：

临月常服数剂，以便易生。 当归三、五钱 川芎五、七钱 杜仲二钱 熟地三钱 枳实七分 山药二钱

水二钟，煎八分，食前温服。如气体虚弱人，加人参、白术随宜服之；如便实多滞者，加牛膝二钱。

治产秘验方：

治横生逆产至数日不下，一服即下。有未足月，忽然胎动，一服即安。或临月先一服，保护无虞。更能治胎死腹中及小产伤胎无乳者，一服即如原体。

全当归 川芎各—钱五分 川贝母（去心）—钱 荆芥穗 黄芪各八分 厚朴（姜炒） 蕲艾 红花各七分 菟丝子 白芍（冬月不用）各一钱二分 枳壳（面炒）六分 羌活（面炒）六分 甘草五分

上十三味，只用十二味，不可加减。安胎去红花；催生去蕲艾。用井水钟半，姜三片为引，热服。渣用水一钟煎半钟，热服。如不好，再用水一钟，煎半钟服之即效，不用二剂。

催生兔脑丸治横生、逆生神效：

腊月兔脑髓一个　母丁香一个　乳香（另研）一钱　麝香一分

兔脑为丸，芡实大。阴干、密封，用时以温酒送下一丸。

夺命丹：

临产未产时，目反、口噤、面黑唇青，口中吐沫，命在须臾，若脸面微红，子死母活，急用：蛇退　蚕故子（烧灰不存性）　发灰各一钱　乳香五分　共为细末，酒下。

加味芎归汤治子宫不收，产门不闭。

人参　当归各二钱　黄芪　川芎各一钱　五味十五粒　升麻八分炙甘草四分　再不收，加半夏　白芍（酒炒）各八分

## 新产治法

生化汤先连进二服。若胎前素弱，妇人见危证、热证、堕胎，不可拘贴数，服至病退乃止。若产时劳甚，血崩、形脱，即加人参三四钱在内，频服无虞。若气促亦加人参。加参于生化汤者，血块无滞，不可以参为补而勿用也。有治产不用当归者，见偏之甚。此方处置万全，必无一失。世以四物汤治产，地黄性寒滞血。芍药微酸无补，伐伤生气，误甚。

## 产后用药十误

一因气不舒而误用耗气、顺气等药，反增饱闷，陈皮用至五分，禁枳实、厚朴。

二因伤气而误用消导，反损胃气至绝谷，禁枳壳、大黄、蓬、棱、曲、朴。

三因身热而误用寒凉，必致损胃增热，禁芩、连、栀、柏、升、柴。

四因日内未曾服生化汤，勿用参、芪、术，以致块痛不消。

五毋用地黄以滞恶露。

六毋用枳壳、牛膝、枳实以消块。

七便秘毋用大黄、芒硝。

八毋用苏木、棱、蓬以行块，芍药能伐气不可用。

九毋用山楂汤以攻块、定痛而反损新血。

十毋轻服济坤丹以下胎、下胞。

产后危疾诸症，当频服生化汤，随症加减，照依方论。

## 产后寒热

凡新产后，荣卫俱虚，易发寒热、身痛、腹痛，决不可妄投发散之剂。当用生化汤为主，稍佐发散之药。产后脾虚，易于停食，以致身热。世人见有身热，便以为外感，遽然发汗，速亡甚矣。当于生化汤中加扶脾消食之药。大抵产后先宜补血，次补气。若偏补气而专用参、芪，非善也。产后补虚，用参、芪、芎、归、白术、陈皮、炙甘草；热轻则用茯苓淡渗之药，其热自除，重则加干姜。或云大热而用姜何也？曰：此热非有余之热，乃阴虚内生热耳。盖干姜能入肺分利肺气，又能入肝分引众药生血，然必与阴血药同用之。产后恶寒、发热、腹痛者，当主恶血。若腹不痛，非恶血也。

产后寒热、口眼㖞斜，此乃气血虚甚，以大补为主。左手脉不足，补血药多于补气药。右手脉不足，补气药多于补血药。切不可用小续命汤等发剂之药。

## 胎前患伤寒、疫症、疟疾、堕胎等症

胎前或患伤寒、疫症、疟疾，热久必致堕胎，堕后愈增热，因热消阴血而又继产失血故也。治者甚勿妄论伤寒、疟疫未除，误投栀子豉汤，柴、芩、连、柏等药。虽或往来潮热，大小便秘，五苓、承气等药断不可用，只重产轻邪，大补气血，频服生化汤。如形脱、气脱，如生脉散以防血晕。盖川芎味辛能散，干姜能除虚火。虽有便秘，烦渴等症，只多服生化汤，自津液生而二便通矣。若热用寒剂，愈虚中气，误甚。

## 产后诸症治法

### 血块第一

此症勿拘古方，妄用苏木、蓬、棱以轻人命。其一应散血方、破血药俱禁用。虽山楂性缓亦能害命，不可擅用，惟生化汤系血块圣药也。

生化汤原方：

当归八钱　川芎三钱　桃仁（去皮尖，研）十四粒　黑姜五分　炙甘草五分

用黄酒、童便各半煎服。

又益母丸、鹿角灰就用生化汤送下一钱，外用烘热衣服暖和块痛处，虽大暑亦要和暖。块痛处有气不运而晕、迷、厥，切不可妄说恶血抢心，只服生化汤为妙。俗有生地、牛膝行血，三棱、蓬术败血，山楂、砂糖消块，蕲艾、椒酒定痛，反致昏晕等症，切不可妄用。二、三、四日内，觉痛减可揉，乃虚痛也，宜加参生化汤。如七日内，或因寒凉食物结块痛甚者，加入肉桂八分于生化汤内。如血块未消，不可加参、芪，用之则痛不止。总之，慎勿用峻利药，勿多饮姜、椒、艾、酒。频服生化汤行气助血，外用热衣以暖腹。如用红花以行之，苏木、牛膝以攻之则误。其胎气胀用乌药、香附以顺之，枳壳、厚朴以舒之，甚有青皮、枳实、苏子以下气定喘，芩、连、栀子、黄柏以退热除烦；至于血结更甚，反用承气汤下之而愈结；汗多小便短涩，反用五苓散通之而愈秘，非徒无益而又害之也。

凡儿生下，或停血不下，半月外尚痛，或外加肿毒高寸许，或身热减饮食倦甚，必用生化汤加三棱、蓬术、肉桂等攻补兼治，其块自消。如虚甚食少泄泻，只服此帖定痛且健脾胃，进食止泻，然后服消块汤。

加味生化汤治血块日久不消，半月后方可用之。

川芎一钱　当归三钱　黑姜四分　桃仁十五粒　三棱（醋炒）六分　元胡　肉桂各六分　炙甘草四分

### 血晕第二

分娩之后眼见黑花，头眩昏晕，不省人事者，一因劳倦甚而气竭神昏；二因大脱血而气欲绝；三因痰火乘虚泛上而神不守；当急服生化汤二三帖，外用韭菜细切，纳有嘴瓶中，用滚醋二钟，冲入

瓶内，急冲于产母鼻中即醒。若偏信古方，认为恶血抢心而轻用散血之剂；认为疫火而用无补消降之方，误甚矣。如晕厥牙关紧闭，速煎生化汤，挖开口将鹅毛探喉，酒盏盛而灌之。如灌下腹中渐温暖，不可拘帖数，外用热手在单衣上从心揉按至腹，常热火暖之一二时，服生化汤四帖完即神清。始少缓药方进粥，服至十服而安。故犯此者，连灌药、火暖，不可弃而不救。若在冬月，妇人身欠暖，亦有大害。临产时必予煎生化汤，予烧秤锤、硬石子，候儿下地，连服二三帖。又产妇枕边行醋韭投醋瓶之法，决无晕症。又儿生时，合家不可喜子而慢母；产母不可顾子而忘倦，又不可产讫即卧，或忿怒逆气，皆致血晕。慎之慎之！

### 加味生化汤治产后三等血晕症

川芎三钱　当归六钱　黑姜四分　桃仁十粒　炙甘草五分　荆芥（炒黑）四分　大枣

水煎服。

劳倦甚而晕及血崩气脱而晕并宜速灌两服。如形色脱或汗出而脱皆急服一帖，即加人参三四钱，一加肉桂四分，决不可疑参为补而缓服。痰火乘虚泛上而晕，方内加橘红四分，虚甚加人参二钱；肥人多痰再加竹沥七分，姜汁少许，总不可用棱、术破血等方。其血块痛甚，兼送益母丸或鹿角灰，或元胡散，或独胜散，上消血块方服一服即效，不必易方，从权救急。

### 加参生化汤治产后形色脱晕或汗多脱晕

人参三钱，有倍加至五钱者　川芎二钱　当归五钱　炙甘草四分　桃仁十粒　炮姜四分　大枣

水煎服。

脉脱、形脱将绝之证，必服此方加参四五钱，频频灌之。产后血崩、血晕兼汗多宜服此方。无汗不脱只服本方不必加参。左尺脉脱亦加参。此方治产后危急诸症可通用，一昼一夜必须服三四帖。若照常症服，岂能接将绝之气血，扶危急之变症耶！产后一二日，血块痛虽未止，产妇气血虚脱，或晕、或厥、或汗多、或形脱，口

气渐凉，烦渴不止，或气喘急，无论块痛，从权用加参生化汤，病势稍退，又当减参，且服生化汤。

加减法：血块痛甚加肉桂七分；渴加麦冬一钱、五味十粒；汗多加麻黄根一钱；如血块不痛加炙黄芪一钱，以止汗；伤饭食、面食加炒神曲一钱、麦芽五分，炒；伤肉食加山楂五个、砂仁四钱，炒。

### 厥证第三

妇人产有用力过多，劳倦伤脾，故逆冷而厥，气上胸满，脉去形脱，非大补不可，岂钱数川芎、当归能回阳复神乎？必用加参生化汤倍参进二剂则气血旺而神自生矣，厥自止矣。若服药而反渴，另有生脉散、独参代茶饮救脏之燥。如四肢逆冷，又泻痢类伤寒阴证，又难用四逆汤，必用倍参生化汤加附子一片，可以回阳止逆，又可以行参、归之力，立二方于左分先后。

**加参生化汤治产后发厥、块痛末止，不可加芪、术。**

川芎　人参各二钱　炙甘草五分　炮姜四分　桃仁（去皮尖，研）十粒　当归四钱　枣一枚

水煎。进二服。

**滋荣益气复神汤治产后发厥，问块痛已除，可服此方。**

人参　当归各三钱　黄芪（蜜炙）　白术（土炒）　川芎　熟地　麦芽各一钱　炙甘草　陈皮各四分　五味子十粒　枣一枚

水煎服。

手足冷加附子五分；汗多加麻黄根一钱、熟枣仁一钱，妄见妄言加益智、柏子仁、桂圆肉，大便实加肉苁蓉二钱。大抵产后晕、厥二症相类，但晕在临盆，症急甚于厥，宜频服生化汤几帖，块化、血旺、神清、晕止。若多气促形脱等症，必加参芪。厥在分娩之后，宜倍参生化汤，止厥以复神，并补气血也，非如上偏补气血而可愈也。要知晕有块痛，芪、术不可加。厥症若无块痛，芪、术、地黄并用无疑也。

## 血崩第四

产后血大来，审血色之红紫，视形色之虚实。如血紫有块，乃当去其败血也。止留作痛，不可论崩。如鲜红之血，乃是惊伤心不能生血；怒伤肝不能藏血；劳伤脾不能统血；俱不能归经耳。当以崩治，先服生化汤几帖，则行中自有补。若形脱汗多气促，宜服倍参生化汤几帖以益气，非棕炭之可止者。如产后半月外崩，又宜升举大补汤治之。此症虚极，服药平稳，未见速效，须二十帖后，诸症顿除。

### 生血止崩汤治产后血崩

川芎一钱　当归四钱　黑姜四分　炙甘草五分　桃仁十粒　荆芥（炒黑）　乌梅煅灰　蒲黄（炒）各五分

枣水煎。忌姜、椒、热物、生、冷。

鲜红血大来，荆芥穗炒黑、白芷各五分；血竭形败，加参三四钱；汗多气促亦加参三四钱；无汗、形不脱气促，只服生化汤。多服则血自平。有言归、芎但能活血，甚误。

### 升举大补汤滋荣益气，如有块动，只服前方，芪、术勿用。

黄芪　白术　陈皮　炙甘草　升麻　白芷各四分　人参　当归　熟地各二钱　麦冬　川芎各一钱　黄连三分　荆芥穗（炒黑）四分

汗多加麻黄根一钱，浮麦炒一小撮；大便不通加肉苁蓉一钱，禁用大黄；气滞磨木香三分；痰加贝母六分、竹沥、姜汁少许；寒嗽加杏仁十粒、桔梗五分、知母一钱；惊加枣仁、柏子各一钱；伤饭加神曲、麦芽各一钱；伤肉食加山楂、砂仁各八分；俱加枣水煎。身热不可加连、柏；伤食、怒气均不可专用耗散无补药。凡年老虚人患崩，宜升举大补汤。

## 气短似喘第五

因血脱劳甚，气无所恃，呼吸止息，违其常度，有认为痰火，反用散气化痰之方，误人性命，当以大补血为主。如有块不可用参、芪、术，无块方可用本方去桃仁加熟地并附子一片，足冷加熟附子一钱及参、术、陈皮接续补气养荣汤。

**加参生化汤治分娩后即患气短者，有块不可加芪、术。**

川芎二钱　当归四钱　炙甘草五分　黑姜四分　人参三钱　桃仁（去皮、尖研）十粒　引加枣一枚，连进二三帖后再用后方。

**补气养荣汤治产后气短促，血块不痛，宜服此方。**

黄芪　白术各一钱　熟地　川芎各二钱　当归四钱　人参三钱　陈皮　炙甘草　黑姜各四分

如手足冷，加熟附子一钱；汗多加麻黄根一钱、浮麦一小撮；渴加麦冬一钱、五味子十粒；大便不通加肉苁蓉一钱、麻仁一撮；伤面饭加炒神曲一钱、炒麦芽一钱；伤肉食加山楂、砂仁各五分。

### 妄见妄言第六

由气血虚，神魂无依也。治当论块痛有无、缓急。若块痛未除，先服生化汤二三帖，痛止，继服加参生化汤，或补中益气汤加安神定志丸调服之。若产日久，形气俱不足，即当大补气血，安神定志，服至药力充足，其病自愈，勿谓邪祟。若喷以法水惊之，每至不救。屡治此症，服药至十数帖方效。病虚似邪，欲除其邪，先补其虚，先调其气，次论诸病。此古人治产后虚证及年老虚喘、弱人妄言，所当用心也。

**安神生化汤治产后块痛未止，妄言妄见症，末可用芪、术。**

川芎　柏子仁各一钱　人参二钱　当归三钱　茯神二钱　桃仁十二粒　黑姜　炙甘草各四分　益智（炒）八分　陈皮三分

枣水煎（服）。

**滋荣益气复神汤治块痛已止，妄言妄见，服此方即愈。**

黄芪　白术　麦冬　川芎　柏子仁　茯神　益智各一钱　人参、熟地各二钱　陈皮三分　炙甘草四分　枣仁（十粒）一钱　五味子十粒　莲子八枚　桂圆肉八个

枣水煎服。

产后血崩、血脱、气喘、气脱、神脱、妄言，虽有血气阴阳之分，其精散神去一也。比晕后少缓，亦微症也。若非厚药频服，失之者多矣。误论气实痰火者非也。新产有血块痛并用加参生化汤，

行中有补，斯免滞血血晕之失也。其块痛止，有宜用升举大补汤少佐黄连坠火以治血脱，安血归经也。有宜用倍参补中益气汤少佐附子助参以治气脱，摄气归渊也。有宜用滋荣益气复神汤少佐黄连以清心火安君主之官也。

### 伤食第七

新产后禁膏粱、远厚味。如饮食不节，必伤脾胃。治当扶元温、补气血、健脾胃。审伤何物，加以消导诸药，生化汤加神曲、麦芽以消面食；加山楂、砂仁以消肉食；如寒冷之物加吴茱萸、肉桂；如产母虚甚加人参、白术。又有块然后消补并治，无有不安者。屡见治者不重产后之弱，惟知速消伤物，反损真气，益增满闷，可不慎哉！

**加味生化汤治血块未消，服此以消食。**

川芎二钱　当归五钱　黑姜四分　炙甘草五分　桃仁十粒

问伤何物，加法如前煎服。

**健脾消食生化汤治血块已除，服此消食。**

川芎一钱　人参　当归各二钱　白术一钱半　炙甘草五分

审伤何物，加法如前。如停寒物日久，脾胃虚弱，恐药不能运用，可用揉按、炒神曲熨之更妙。凡伤食误用消导药，反绝粥几日者，宜服此方。

**长生活命丹**

人参三钱，水一钟半，煎半钟，先用参汤一盏，以米饭锅焦研粉三匙，渐渐加参汤。锅焦粉引开胃口，煎参汤用新罐或铜杓，恐闻药气要呕也。如服寒药伤者，加姜三大片煎汤。人参名活命草，锅焦名活命丹，此方曾活数十人。

### 忿怒第八

产后怒气逆，胸膈不利，血块又痛，宜用生化汤去桃仁。服时磨木香二分在内，则块化怒散不相悖也。若轻产重气偏用木香、乌药、枳壳、砂仁之类，则元气反损，益增满闷。又加怒后即食，胃弱停闷，当审何物，治法如前，慎勿用木香、槟榔丸、流气饮子之方，使虚弱愈甚也。

**木香生化汤治产后血块已除，因受气者。**

川芎二钱　当归六钱　陈皮三分　黑姜四分

服时磨木香二分在内。此方减桃仁用木香、陈皮，前有减干姜者，详之。

**健脾化食散气汤治受气伤食无块痛者**

白术　当归　人参各二钱　川芎一钱　黑姜四分　陈皮三钱

审伤何物，加法如前。大抵产后忿怒气逆及停食二症，善治者重产而轻怒气消食，必以补气血为先，佐以调肝顺气，则怒郁散而元不损，佐以健脾消导，则停食行而思谷矣。若专理气消食，非徒无益而又害之。

### 类疟第九

产后寒热往来，每日应期而发，其症似疟而不可作疟治。夫气血虚而寒热更作，元气虚而外邪或侵，或严寒，或极热，或昼轻夜重，或日晡寒热，绝类疟症。治当滋荣益气以退寒热。有汗急宜止，或加麻黄根之类，只头有汗而不及于足，乃孤阳绝阴之危症，当加地黄、当归之类。如阳明无恶寒、头痛、无汗且与生化汤加羌活、防风、连须葱白数根以散之。其柴胡清肝饮等方、常山、草果等药，俱不可用。

**滋荣养气扶正汤治产后寒热有汗、午后应期发者**

人参二钱　炙黄芪　白术　川芎　熟地　麦冬　麻黄根各一钱当归三钱　陈皮四分　炙甘草五分

枣水煎。

**加减养胃汤治产后寒热往来，头痛无汗类疟者**

炙甘草　陈皮　藿香各四分　半夏八分　川芎　苍术　人参白茯苓各一钱　当归二三钱

姜引煎服。

有痰加竹沥、姜汁、半夏、神曲。弱人兼服河车丸。凡久疟不愈兼服参术膏以助药力。

## 参术膏

白术一斤 米泔浸一宿，锉焙 人参一两 用水六碗，煎二碗，再煎二次，共计六碗，合在一处，将药汁又熬成一碗，空心，米汤化半酒盏。

### 类伤寒二阳证第十

产后七日内发热、头痛、恶寒，毋专论伤寒为太阳证。发热、头痛、胁痛，毋专论伤寒为少阳证。二症皆由气血两虚，阴阳不和而内外感。治者慎勿轻产后热门而用麻黄汤以治类太阳证。又勿用柴胡汤以治类少阳证。且产母脱血之后而重发其汗，虚虚之祸可胜言哉！昔仲景云：亡血家不可发汗。丹溪云：产后切不可发表。二先生非谓产后真无伤寒之兼症也。非谓麻黄汤、柴胡汤之不可对症也。诚恐后辈学业偏门而轻产，执成方而发表耳。谁知产后真感风感寒生化中芎、姜亦能散之。

### 加味生化汤治产后三日内发热头痛证

川芎 防风各一钱 炙甘草 羌活各四分 桃仁十粒 当归三钱

服二帖后，头仍痛、身仍热，加白芷八分、细辛四分。如发热不退，头痛如故加连须葱五个、人参三钱。产后败血不散亦能作寒作热，何以辨之？曰：时有刺痛者，败血也。但寒热无他症者，阴阳不和也。刺痛用当归乃和血之药，若乃积血而刺痛者，宜用红花、桃仁、归尾之类。

### 类伤寒三阴证第十一

潮热大汗，大便不通，毋专论为阳明证。口燥咽干而渴，毋专论为少阴证。腹满液干大便实，毋专论为大阴证。又汗出、谵语、便闭毋专论为肠胃中燥粪宜下证。数证多由劳倦伤脾，运化稽迟，气血枯槁，肠腑燥涸，乃虚证类实当补之证。治者勿执偏门轻产而妄议三承气汤以治类三阴之证也。间有少壮产后妄下幸而无妨，虚弱产妇亦复妄下多致不救。屡见妄下成膨，误导反结。又有血少数日不通而即下致泻不止者，危哉！《妇人良方》云：产后大便秘，若计其日期，饭食数多，即用药通之，祸在反掌。必待腹满觉胀欲去不能者，反结在直肠，宜用猪胆汁润之。若日期虽久，饮食如常，腹中如故，只用补剂而已。若服苦寒疏通反伤中气，通而不止，或成痞满，误矣。

### 养正通幽汤治产后大便秘结，类伤寒三阴证

川芎二钱半　当归六钱　炙甘草五分　桃红十五粒　麻仁二钱　肉苁蓉（酒洗去甲）一钱

汗多便实加黄芪一钱、麻黄根一钱、人参二钱；口燥渴加人参、麦冬各一钱；腹满便实加麦冬一钱、枳壳六分、人参二钱、肉苁蓉一钱；汗出谵语便实，乃气血虚竭，精神失守，宜养荣安神，加茯神、远志、肉苁蓉各一钱，人参、白术各二钱，黄芪、白芷、柏子仁各一钱。

以上数等大便燥结症，非用当归，人参至斤数难取功效。大抵产后虚中伤寒、日伤食物，外症虽见头痛发热，或胁痛、腰痛是外感宜汗，犹当重产亡血禁汗，惟宜生化汤量为加减，调理无失。又如大便秘结，犹当重产亡血，禁下，宜养正助血通滞则稳当矣。又：

### 润肠粥治产后日久大便不通

芝麻一升，研末，和米二合，煮粥食肠润即通。

### 类中风第十二

产后气血暴虚，百骸少血濡养，忽然口噤，牙紧，手足筋脉拘搐等症，类中风、痉、瘈，虽虚火泛上有痰，皆当以末治之。勿执偏门而用治风消痰之方以重虚产妇也。治法当先服生化汤以生旺新血。如见危症，三服后即用加参益气，以救血脱也。如有痰火，少佐橘红、炒芩之类，竹沥、姜汁亦可加之，黄柏、黄连切不可并用，慎之！

### 滋荣活络汤治产后血少口噤、项强筋搐、类风症

川芎一钱半　当归　熟地　人参各二钱　黄芪　茯神　天麻各一钱　炙甘草　陈皮　防风　羌活　荆芥穗各四分　黄连（姜汁炒）八分

有痰加竹沥、姜汁、半夏；渴加麦冬、葛根；有食加山楂、砂

仁以消肉食，神曲、麦芽以消饭食；大便闭加肉苁蓉一钱半；汗多加麻黄根一钱；惊悸加枣仁一钱。

**天麻丸治产后中风，恍惚语涩，四肢不利**

天麻　防风　远志　柏子仁　山药　细辛　麦冬　石菖蒲各一钱　枣仁一两　川芎　羌活各七分　南星曲八分

研细末，炼蜜为丸，辰砂为衣，清汤下六七十丸。

### 类痉第十三

产后汗多即变痉者，项强而身反，气息如绝，宜速服加减生化汤。专治有汗变痉者。

川芎　麻黄根各一钱　桂枝　羌活各五分　当归四钱　人参（原缺）钱　炙甘草五分　天麻　羚羊角各八分　附子一片

如无汗类痉中风用川芎三钱　当归一两，酒洗　枣仁　防风各五分

### 出汗第十四

凡分娩时汗出，由劳伤脾、惊伤心、恐伤肝也。产妇多兼三者而汗出，不可即用敛汗之剂，神定而汗自止。若血块作痛，芪、术未可遽加，宜服生化汤二三帖以消块痛。随继服加参生化汤以止虚汗。若分娩后倦甚，溅溅然汗出，形色又脱，乃亡阳脱汗也。汗本亡阳，阳亡则阴随之。故又当从权速灌加参生化汤倍参以救危无拘块痛。妇人产多汗当健脾以敛水液之精，益荣卫以嘘血归源，灌溉四肢，不使妄行。杂症虽有自汗、盗汗之分，然当归六黄汤不可治产后之盗汗也，并宜服加参生化汤及加味补中益气二方。若服参、芪而汗多不止及头出汗而不至腰足，必难疗矣。如汗出而手拭不及者不治。产后汗出气喘等症虚之极也，不受补者不治。

**麻黄根汤治产后虚汗不止**

人参　当归各二钱　麻黄根一钱　黄芪（炙）一钱半　白术（炒）一钱　桂枝　甘草（炒）各五分　牡蛎（研）少许　浮麦一大撮

虚脱汗多手足冷，加黑姜四分、熟附子一片；渴加麦冬一钱、五味子十粒；肥白人产后多汗加竹沥一盏、姜汁一小匙以清痰火；

恶风寒加防风、桂枝各五分；血块不落，加熟地三钱，晚服八味地黄丸。

山茱萸　山药　丹皮　云苓　熟地各八钱　泽泻　五味子各五钱　炙黄芪一两　炼蜜为丸。

阳加于阴则汗。因而遇风变为瘈疭者有之，尤难治，故汗多宜谨避风寒。汗多小便不通，乃亡津液故也，勿用利水药。

### 盗汗第十五

产后睡中汗出，醒来即止，犹盗瞰人睡而谓之盗汗，非汗自至之比。杂症论云：自汗阳亏，盗汗阴虚。然当归六黄汤又非产后盗汗方也。惟兼气血而调治之乃为得耳。

#### 止汗散治产后盗汗

人参　当归各二钱　熟地一钱半　麻黄根五分　黄连（酒炒）五分　浮小麦一大撮　枣一枚。

#### 又方：

牡蛎（煅细末）五分　小麦面（炒黄研末）

### 口渴兼小便不利第十六

产后烦躁、咽干而渴兼小便不利，由失血汗多所致。治当助脾益肺升举气血，则阳升阴降，水入经而为血为液，谷入胃而气长脉行，自然津液生而便调利矣。若认口渴为火而用芩、连、栀、柏以降之，认小便不利为水滞而用五苓散以通之，皆失治也。必因其劳损而温之益之，因其留滞而濡之、行之，则庶几矣。

#### 生津止渴益水饮

人参　麦冬　当归　生地各三钱　黄芪一钱　葛根一钱　升麻炙甘草各四分　茯苓八分　五味子十五粒

汗多加麻黄根一钱、浮小麦一大撮；大便燥加肉苁蓉一钱五分；渴甚加生麦散不可疑而不用。

### 遗尿第十七

血气太虚不能约束，宜八珍汤加升麻、柴胡，甚者加熟附子一片。

# 产后编下卷

## 产后诸症治法

### 误破尿胞第十八

产理不顺，稳婆不精，误破尿胞膀胱者，用参、芪为君，归、芎为臣，桃仁、陈皮、茯苓为佐，猪、羊尿胞煎药，百服乃安。又方云：用生黄丝娟一尺，白牡丹皮根(当为根皮)为末，白及末各二钱，水二碗，煮至绢烂如饴服之。宜静卧不可作声，名补脬饮，神效。

### 患淋第十九

由产后虚弱，热客于脬中，内虚频数，热则小便淋涩作痛曰淋。

### 茅根汤凡产后冷热淋并治之

石膏　白茅根各一两　瞿麦　白茯苓各五钱　葵子　人参　桃胶　滑石各一钱　石首鱼头四个　灯心水煎，入齿末空心服。

### 又方：治产后小便痛淋血

白茅根　瞿麦　葵子　车前子　通草 (以上俱无分量)　鲤鱼齿一百个

水煎服。

### 便数第二十

由脬内素有冷气、因产发动，冷气入脬故也。用赤石脂二两为末，空心服。

### 又方：

治小便数及遗尿，用益智仁二十八枚为末，米饮送下二钱。

### 又：桑螵散

桑螵蛸三十个　人参　黄芪　鹿茸　牡蛎　赤石脂各三钱

为末。空心服二钱，米饮送下。

## 泻第二十一

产后泻泄非杂症。有食泄、湿泄、水谷注下之论。夫率气虚食积与湿也。气虚宜补，食积宜消，湿则宜燥。然恶露未净遽难骤燥，当先服生化汤二三帖，化旧生新，加茯苓以利水道。俟血生然后补气以消食，燥湿以分利水道，使无滞涩、虚虚之失。若产旬日外，方论杂症，尤当论虚实而治也。如痛下清水、腹鸣、米饮不化者，以寒泄治；如粪水黄赤，肛门作痛，以热泄治之；有因饮食过多，伤脾成泄，气臭如败卵，以食积治之；又有脾气久虚少食，食下即鸣，急尽下所食之物方觉快者，以虚寒泄治之。治法：寒则温之，热则清之，脾伤食积，分利健脾，兼消补虚，善为调治无失也。产后虚泻，眠昏人不识，弱甚形脱危症，必用人参二钱，白术、茯苓各二钱、附子一钱，方能回生。若脉浮弦，按之不鼓，即为中寒，此盖阴先亡而阳欲去，速宜大补气血，加附子、黑姜以回元阳，万勿忽视。

### 加减生化汤治产后块未消患泻证

川芎　茯苓各二钱　当归四钱　黑姜　炙甘草各五分　桃仁十粒
莲子八枚

水煎温服。

### 健脾利水生化汤治产后块已除患泻证

川芎一钱　茯苓一钱　归身二钱　黑姜四分　陈皮　炙甘草各等分　人参三钱　肉果（制）一个　白术（土炒）一钱　泽泻八分

寒泻加干姜八分；寒痛加砂仁、炮姜各八分；热泻加炒黄连八分；泻水腹痛米饮不化加砂仁八分、麦芽、山楂各一钱；泻有酸噫臭气加神曲、砂仁各八分；脾气久虚，泻出所食物方快，以虚寒论；泻水者，加苍术一钱以燥湿；脾气弱、元气虚必须大补，佐消食、清热、祛寒药；弱甚，形色脱，必须第一方参、术、苓、附必用之药也。诸泻俱加升麻酒炒、莲子十粒。

## 完谷不化第二十二

因产后劳倦伤脾而运转稽迟也，名飧泄。又饮食太过，脾胃受伤亦然，俗呼水谷痢是也。然产方三日内，块未消化，此脾胃衰弱，参、芪、术未可遽加，且服生化汤加益智、香、砂少温脾气。俟块消后加参、芪、术补气，肉果、木香、砂仁、益智温胃，升麻、柴胡清胃气，泽泻、茯苓、陈皮以利水为上策也。

### 加味生化汤治产后三日内，完谷不化，块未消者

川芎　益智各一钱　当归四钱　茯苓一钱半　黑姜　炙甘草各四分　桃仁十粒

### 参苓生化汤治产后三日内块已消，谷不化，胎前素弱，患此症者

川芎　茯苓　白芍（炒）　益智（炒）各一钱　黑姜四分　炙甘草五分　人参　白术（土炒）各二钱　肉果（制）一个　当归二钱

泻水多加泽泻、木通各八分；腹痛加砂仁八分；渴加麦冬、五味子；寒泻加黑姜一钱、木香四分；食积加神曲、麦芽消饭面；砂仁、山楂消肉食；产后泻痢日久，胃气虚弱，完谷不化，宜温助胃气，六君子汤加木香四分、肉果（制）一个。

## 痢第二十三

产后七日内外，患赤白痢，里急后重频并，最为难治。欲调气行血而推荡痢邪，犹患产后元气虚弱；欲滋荣益气而大补虚弱又助痢之邪。惟生化汤减干姜而代以木香、茯苓则善消恶露而兼治痢疾并行而不相悖也。再服香连丸以俟一二日后病势如减，可保无虞。若产七日外有患褐花色后重频并虚痢即当加补无疑。若产妇禀厚，产期已经二十余日，宜服生化汤加连、芩、厚朴、芍药行积之剂。

### 加减生化汤治产后七日内患痢

川芎二钱　当归五钱　炙甘草五分　桃仁十二粒　茯苓一钱　陈皮四分　木香磨，三分

红痢腹痛加砂仁八分

### 青血丸治禁口痢

香连为末、加莲肉粉各一两半，和匀为丸，酒送下四钱。

凡产三四日后块散，痢疾少减共十症，开后依治。

### 一、产后久泻

元气下陷，大便不禁，肛门如脱，宜服六君子汤加木香四分、肉果（制）一个、姜汁 5 分。

### 二、产后泻痢

色黄乃脾土真气虚损，宜服补中益气汤加木香、肉果。

### 三、产后伤面食

泻痢宜服生化汤加神曲、麦芽。

### 四、产后伤肉食

泻痢宜服生化汤加山楂、砂仁。

### 五、产后胃气虚弱

泻痢完谷不化，当温助胃气，宜服六君子汤加木香四分、肉果一个，制。

### 六、产后脾胃虚弱

四肢浮肿，宜服六君子汤加五皮散。见后水肿。

### 七、产后泻痢

无后重但久不止，宜服六君子汤加木香、肉果。

### 八、产后赤白痢

脐下痛，当归、厚朴、黄连、肉果、甘草、桃仁、川芎。

### 九、产后久痢

色白属血虚，宜四物汤加荆芥、人参。

### 十、产后久痢

色赤属气虚，宜六君子汤加木香、肉果。

### 霍乱第二十四

由劳伤气血，脏腑空虚，不能运化食物及感冷风所致。阴阳升降不顺，清浊乱于脾胃，冷热不调，邪正相搏上、下，为霍乱。

### 生化六和汤治产后血块痛末除患霍乱

川芎二钱　当归四钱　黑姜　炙甘草　陈皮　藿香各四分　砂仁六分　茯苓一钱　姜三片　煎服。

### 附子散治产后霍乱吐泻手足逆冷，须无块痛方可服。

白术一钱　当归二钱　陈皮　黑姜　甘草　丁香各四分

共为末，粥饮送下二钱。

### 温中汤治产后霍乱，吐泻不止，无块痛者可服。

人参　茯苓各一钱　白术一钱半　当归二钱　厚朴八分　黑姜四分草豆蔻六分　姜三片

水煎服。

## 呕逆不食第二十五

产后劳伤脏腑，寒邪易乘于肠胃则气逆呕吐而不下食也。又有瘀血未净而呕者；亦有痰气入胃胃口不清而呕者，当随症调之。

### 加减生化汤治产妇呕逆不食

川芎一钱　当归三钱　黑姜　砂仁　藿香各五分　淡竹叶七片

水煎和姜汁二匙服。

### 温胃丁香散治产后七日外呕逆不食

当归三钱　白术二钱　黑姜　丁香各四分　人参一钱　陈皮　炙甘草　前胡　藿香各五分　姜三片

水煎服。

### 石莲散治产妇呕吐、心冲目眩

石莲子去壳，去心一两半　白茯苓一两　丁香五分

共为细末，米饮送下。

### 生津益液汤治产妇虚弱、口渴气少，由产后血少多汗，心内烦不生津液

人参　麦冬去心　茯苓各一两　大枣　竹叶　浮小麦　炙甘草瓜蒌根　大渴不止加芦根

## 咳嗽第二十六

治产后七日内，外感风寒，咳嗽鼻塞、声重、恶寒，勿用麻黄

汤以动汗；嗽而胁痛，勿用柴胡汤；嗽而有声，痰少面赤，勿用凉药。凡产有火嗽，有痰嗽，必须调理半月后方可用凉药，半月前不当用。

**加味生化汤治产后外感，风寒咳嗽及鼻塞声重**

川芎一钱　当归二钱　杏仁十粒　桔梗四分　知母八分

有痰加半夏曲；虚弱有汗咳嗽加人参。总之，产后不可发汗。

**加参安肺生化汤治产后虚弱，旬日内外感风寒咳嗽、声重、有痰或身热头痛及汗多**

川芎　人参　知母　桑白皮各一钱　当归二钱　杏仁（去皮，尖）十粒　甘草　桔梗各四分　半夏七分　橘红三分

虚人多痰加竹沥一杯、姜汁半匙。

**加味四物汤治半月后干嗽，有声痰少者**

川芎　白芍　知母　瓜蒌仁各一钱　生地　当归　诃子各二钱　冬花六分　桔梗　甘草　马兜铃各四分　生姜一大片

### 水肿第二十七

产后水气，手足浮肿，皮肤见光荣色，乃脾虚不能制水，肾虚不能行水也。必以大补气血为先，佐以苍术、白术、茯苓补脾。壅满用陈皮、半夏、香附消之，虚人加人参、木通；有热加黄芩、麦冬以清肺金。健脾利水，补中益气汤。七日外用人参、白术各二钱，茯苓、白芍各一钱、陈皮五分、木瓜八分、紫苏、木通、大腹皮、苍术、厚朴各四分；大便不通加郁李仁、麻仁各一钱；如阴寒邪湿气伤脾，无汗而肿，宜姜皮、半夏、苏叶加于补气方以表汗。

**五皮散治产后风湿客伤脾经，气血凝滞以致面目浮虚、四肢肿胀、气喘**

五加皮　地骨皮　大腹皮　茯苓皮　姜皮各一钱　枣一枚
水煎服。

又云：产后恶露不净，停留胞络，致令浮肿，若以水气治之，投以甘遂等药误矣。但服调经散则血行而肿消矣。

### 调经散

没药另研　琥珀（另研）　肉桂　赤芍　当归各一钱

上为细末，每服五分，姜汁、酒各少许调服。

## 流注第二十八

产后恶露流于腰、臂、足关节之处，或漫肿，或结块，久则肿起作痛，肢体倦怠，急宜用葱熨法以治外肿，内服参归生化汤以消血滞，无缓也。未成者消，已成者溃。

### 葱熨法

用葱一握，炙热捣烂作饼敷痛处，用厚布二三层，以熨斗火熨之。

### 参归生化汤

川芎　黄芪各一钱半　当归　人参各二钱　马蹄香二钱　肉桂
炙甘草各五分

此症若不补气血，节饮食，慎起居，未有得生者。如肿起作痛，起居饮食如常，是病气未深，形气未损，易治。若漫肿微痛，起居倦怠，饮食不足，最难治。或未成脓，未溃，气血虚也，宜服八珍汤；憎寒、恶寒阳气虚也，宜服十全大补汤，补后大热，阴血虚也，宜服四物汤加参、术、丹皮；呕逆，胃气虚也，宜服六君子汤加炮姜、干姜；食少体倦，脾气虚也，宜服补中益气汤；四肢冷逆，小便频数，肾气虚也，补中益气汤加益智仁一钱。神仙回洞散治产后流注，恶露日久成肿。用此宜导其脓。若未补气血旺，不可服此方。

## 膨胀第二十九

妇人素弱，临产又劳，中气不足，胸膈不利而转运稽迟。若产后即服生化汤，以消块止痛，又服加参生化汤以健脾胃，自无中满之症。其膨胀因伤食而误消，因气郁而误散，多食冷物而停留恶露，又因血虚大便燥结误下而愈胀。殊不知气血两虚，血块消后当大补气血以补中虚。治者若但知伤食宜消，气郁宜散，恶露当攻，便结可下，则胃气反损，满闷益增，气不升降，湿热积久，遂成膨胀。岂知消导坐于补中，则脾胃强而所伤食气消散，助血兼行，大便自通，恶露自行。

如产后中风，气不足微满，误服耗气药而胀者，服补中益气汤。

人参　当归　白术各五分　白茯苓一钱　木香三分　川芎　白芍萝卜子各四分

如伤食，误服消导药成胀，或胁下积块，宜服健脾汤。

人参　白术　当归各二钱　白茯苓　白芍　神曲　吴茱萸各一钱大腹皮　陈皮各四分　砂仁　麦芽各五分

如大便不通，误服下药成胀及腹中作痛宜服养荣生化汤：

当归四钱　白芍　白茯苓　人参　肉苁蓉各一钱　陈皮　大腹皮　香附各五分　桃仁（制）十粒　白术二钱

块痛将药送四消丸。屡误下须用参、归半斤大便方通，膨胀方退；凡误用消食耗气药以致绝谷，长生活命丹屡效。方见伤食条。

**怔忡惊悸第三十**

由产忧、惊、劳、倦，去血过多，则心中跳动不安，谓之怔忡。若惕然震惊，心中怯怯，如人将捕之状，谓之惊悸。治此二症，惟调和脾胃，志定神清而病愈矣。如分娩后血块未消，宜服生化汤，且补血行块。血旺则怔定惊平，不必加定神定志剂。如块消痛止后患此，宜服加减养荣汤。

当归　川芎各二钱　茯神　人参　枣仁炒　麦冬　远志　白术黄芪（炙）各一钱　桂圆肉八枚　陈皮　炙甘草各四分

姜煎。虚烦加竹沥、姜汁，去川芎、麦冬，再加竹茹一团，加木香即归脾汤。

**养心汤治产后心血不定，心神不安**

炙黄芪　柏子仁各一钱　人参一钱半　麦冬一钱八分　茯神　川芎　远志各八分　炙甘草四分　当归二钱　五味十粒

姜水煎服。

### 骨蒸第三十一

宜服保真汤，先服清骨散。

#### 柴胡梅连汤即清骨散，作汤速效

柴胡　前胡　黄连　乌梅去核

各二两共为末听用。再将猪脊骨一条、猪苦胆一个、韭菜白十根各一寸，同捣成泥，入童便一酒盏，搅如稀糊，入药末再捣。为丸，如绿豆大。每服三四十丸，清汤送下。如上膈热多，食后服。此方凡男女骨蒸，皆可用之，不专治产妇。

#### 保真汤

黄芪　川芎各六分　人参　当归　白术炒　麦冬　白芍　枸杞子　生地　知母各二钱　黄连炒　黄柏炒　地骨皮各六分　五味十粒炙甘草四分　天冬一钱　枣三枚，去核

水煎服。

#### 加味大造汤治骨蒸劳热，若服清骨散、梅连丸不效，服此方

人参　当归　山药　枸杞子各一两　生地二两　麦冬　石斛 (酒蒸) 各八分　柴胡六钱　胡连五钱　黄柏 (炒) 七分

先将麦冬、地黄捣烂，后入诸药同捣为丸，加蒸紫河车另捣，焙干为末，炼蜜丸。

### 心痛第三十二

此即胃脘痛。因胃脘在心之下，劳伤风寒及食冷物而作痛，俗呼为心痛。心可痛乎？血不足则怔忡、惊悸不安耳。若真心痛，手足青黑色，旦夕死矣。治当散胃中之寒气，消胃中之冷物。必用生化汤佐消寒食之药，无有不安。若绵绵而痛，可按止之，问无血块，则当论虚而加补也。产后心痛、腹痛二症相似，因寒食与气上攻于心则心痛，下攻于腹则腹痛。均用生化汤加肉桂、吴茱萸等温散之药也。

#### 加味生化汤

川芎一钱　当归三钱　黑姜　炙甘草各五分　肉桂　吴茱萸　砂仁各八分

伤寒食加肉桂、吴芋；伤面食加神曲、麦芽；伤肉食加山楂、砂仁；大便不通加肉苁蓉。

### 腹痛第三十三

先问有块无块。块痛只服生化汤调失笑散二钱加元胡一钱。无块则是遇风冷作痛，宜服加减生化汤。

川芎一钱　当归四钱　黑姜　炙甘草各四分　防风　桂枝各七分　吴茱萸六分　白豆蔻五分

痛止去之，随伤食物所加如前。

### 小腹痛第三十四

产后虚中感寒饮冷，其寒下攻小腹作痛；又有血块作痛者；又产后血虚脐下痛者，并治之以加减生化汤。

川芎一钱　当归三钱　黑姜　炙甘草各四分　桃仁十粒

有块痛者，本方中送前胡散。亦治寒痛。若无块但小腹痛，亦可按而少止者属血虚，加熟地三钱、前胡、肉桂各一钱，为末。名前胡散。

### 虚劳第三十五

指节冷痛，头汗不止。

人参　当归各三钱　黄芪二钱　淡豆豉十粒　生姜三片　韭白十寸　猪肾两个

先将猪肾煮熟，取汁煎药八分，温服。

### 遍身疼痛第三十六

产后百节开张，血脉流散。气弱则经络间血多阻滞。累日不散，则筋牵脉引骨节不利。故腰背不能转侧，手足不能动履，或身热头痛。若误作伤寒发表出汗，则经脉动荡，手足发冷，变症出焉。宜服趁痛散：

当归　桑寄生各一钱　甘草　黄芪　白术　独活　肉桂　牛膝各八分　薤白五根　姜三片

水煎服。

## 腰痛第三十七

由女人肾位系胞，腰为肾府，产后劳伤肾气，损动胞络，或虚未复而风乘之也。

### 养荣壮肾汤治产后感风寒，腰痛不可转

当归二钱　防风四分　独活　桂心　杜仲　续断　桑寄生各八分
生姜三片

水煎服。

两帖后痛未止属肾虚，加熟地三钱。

### 加味大造丸治产后日久，气血两虚，腰痛肾弱，方见骨蒸条

### 青蛾丸

胡桃十二个　补骨脂（酒浸，炒）八两　杜仲（姜汁炒，去丝）一斤

为细末，炼蜜丸。淡醋汤送六十丸。

## 胁痛第三十八

乃肝经血虚气滞之故。气滞用四君子汤加青皮、柴胡；血虚用四物汤加柴胡、人参、白术。若概用香燥之药，则反伤清和之气，无所生矣。

### 补肺散治胁痛

山茱萸　当归　五味子　山药　黄芪　川芎　熟地　木瓜　白术　独活　枣仁各等分

水煎服。

## 阴痛第三十九

产后起居太早，产门感风作痛，衣被难近身体，宜用祛风定痛汤。

川芎　茯苓各一钱　当归三钱　独活　防风　肉桂　荆芥（炒黑）各五分　地黄二钱　枣二枚

煎服。

又附阴疳、阴蚀、阴中疮，曰蟹疮。或痛或痒，如虫行状，浓汁淋漓，阴蚀几尽者。由心肾烦郁，胃气虚弱，致气血留滞。经云：诸疮痛痒，皆属于心。治当补心养肾，外以药熏洗，宜用十全

阴疮散。

川芎　当归　白芍　地榆　甘草各等分

水五碗煎二碗，去渣熏，日三夜四，先熏后洗。

一方用蒲黄一升，水银二两，二味调匀搽。

一方用虾蟆兔粪等为末敷疮。

一方治疮虫食下部及五脏，取东南桃枝，轻打头散，以绵缠之。

一方用硫黄末，将缚桃枝，蘸而燃烟熏之。

### 恶露第四十

即系裹儿污血，产时恶露随下，则腹不痛而产自安。若腹欠温暖，或伤冷物，以致恶露凝块，日久不散则虚证百出，或身热骨蒸，食少羸瘦，或五心烦热，月水不行。其块在两胁，动则雷鸣，嘈杂晕眩，发热似疟，时作时止。如此数症，治者欲泻其邪，先补其虚，必用补中益气汤送三消丸，则元气不损，恶露可消。

#### 加味补中益气汤

人参　黄芪（炙）　白芍各一钱　广皮　甘草各四分　白术二钱
当归三钱

姜、枣煎服。

#### 三消丸治妇人死血、食积、痰三等症

黄连（一半用吴萸煎汁去渣浸炒，一半用益智仁炒，去益智仁不用）一两　莱菔子（不炒）一两五　川芎五钱　桃仁十粒　山栀　青皮　三棱　莪术（俱用醋炒）各五钱　山楂一两　香附（童便浸炒）一两

上为末，蒸饼为丸，食远服。用补中益气汤送下五六十丸，或用白术三钱、陈皮五钱，水一钟，煎五分送下亦可。

### 乳痈第四十一

乳头属足厥阴肝经。乳房属足阳明胃经。若乳房痛肿、结核、色红，数日外，肿痛溃稠脓，脓尽而愈。此属胆胃热毒，气血壅滞，名曰乳痈，易治。若初起内结小核，不红、不肿、不痛，积之岁月渐大如晚岩山，破如熟榴，难治。治法痛肿寒热，宜发表散

邪；痛甚，宜疏肝清胃；脓成不溃，用托里；肌肉不生，脓水清稀宜补脾胃；脓出及溃，恶寒发热，宜补血气，饮食

不进，或作呕吐，宜补胃气。乳岩初起用益气养荣汤加归脾汤，间可内消。若用行气补血之剂，速亡甚矣。

**瓜蒌散治一切痈疽，并治乳痈。痈者，六腑不和之气阻滞于阴则生之**

瓜蒌（连皮捣烂）一个　生甘草　青皮　乳香（灯心炒）　没药（灯心炒）各五分　当归　金银花各三钱　白芷一钱

水煎，温服。

**回脉散乳痈未溃时服此，毒从大便出，虚人不用**

大黄三钱半　乳香　木香　没药各五分　白芷八分　穿山甲（蛤粉拌炒）五分

共为末，人参二钱，煎汤调药末服。

**十全大补汤**

黄芪　熟地　人参　白术各三钱　茯苓　川芎各八分　甘草五分金银花三钱

泻加黄连、肉果；渴加麦冬、五味子；寒热往来，用马蹄香捣散。凡乳痈，服薏苡仁粥，好。

**又方：**

用乌药软白香辣者五钱研，水一碗，牛皮胶一片，同煎七分，温服。如孕妇腹内痛，此二方可通用。又有乳吹，乃小儿饮乳，口气所吹，乳汁不通，壅结作痛，不急治则成痈。宜速服瓜蒌散，更以手揉散之。

**风甚第四十二**

用山羊血取色新者于新瓦上焙干，研末，老酒冲下五六分为度。重者用至八分，其效如神。

又用抱不出壳鸡子，瓦上焙干，酒调服。

如治虚寒危症，用蓝须子根刮皮，新瓦上焙干，研末，温服一钱为度。虽危可保万全。

### 不语第四十三

乃恶血停蓄于心，故心气闭塞，舌强不语。用七珍散。

人参　石菖蒲　川芎　生地各一两　辰砂研，五分　防风五钱
细辛一钱

共为细末，用薄荷汤下一钱。因痰气郁结，闭口不语者，好明
矾一钱，水飞过，沸汤送下。

#### 一方治产后不语

人参　石莲子去心　石菖蒲各等分

水煎服。

《妇人良方》云：产后喑，心肾虚不能发声，七珍散；脾气郁
结，归脾汤；脾伤食少，四君子汤；气血俱虚，八珍汤；不应，独
参汤，更不应急加附子。盖补其气以生血。若单用佛手散等破血
药，误矣。

## 补　集

### 产后大便不通

用生化汤内减黑姜加麻仁，胀满加陈皮；血块痛加肉桂、元
胡；如燥结十日以上，肛门必有燥粪，用蜜枣导之。

### 炼蜜枣法

用好蜜二三两，火炼滚至茶褐色，先用湿桌倾蜜，在桌上用手
作如枣样，插肛门，待欲大便，去蜜枣方便。

### 又方：

用麻油口含，竹管入肛门内，吹油四五口，腹内粪和即通，或
猪胆亦可。

### 产后鸡爪风

桑柴灰（存性）三钱　鱼胶（炒）三钱　手指甲（炒）十二个
共为末，黄精送下，取汗即愈。

### 保产无忧散

当归（酒洗）　川芎各钱半　芥穗（炒黑）　炙黄芪各八分　艾叶

(炒) 厚朴（姜炒）各七分 枳壳（面炒）六分 菟丝子（酒炒）一钱四分 羌活 甘草各五分 川贝母（去心）一钱 白芍（酒炒）一钱二分 姜三片，温服。

上方保胎，每月三五服，临产热服，催生如神。

## 浮肿

治遍体浮肿，是脾虚水泛过。凡浮肿者，可通用俱神效。

缩砂仁四两 莱菔子二两四钱，研末水浸浓，取汁浸砂仁，候汁尽，晒干，研极细末。每服一钱，渐加至二钱为度，淡姜汤送下。

## 保产神效方

未产能安，临产能催。偶伤胎气，腰疼腹痛，甚至见红不止，势欲小产危急之际，一服即愈，再服全安。临产时交骨不开，横生逆下，或子死腹中，命在垂危，服之奇效。

全当归（酒洗） 川芎 菟丝子（酒泡）各一钱五分 紫厚朴（姜汁炒）七分 川贝母（去心净，煎好方和入）二钱 枳壳（面炒） 川羌活各六分 荆芥穗 黄芪（蜜炙）各八分 炙甘草 蕲艾（醋炒）各五分 白芍（酒炒，冬用二钱）一钱二分

生姜三片，水二钟，煎八分，渣、水一钟煎六分，产前空心予服二剂，临产随时热服。

此乃仙传奇方，慎勿以庸医轻加减其分两。

## 产后以补气血为主

方用：

人参三钱 当归一钱 川芎五钱 荆芥（炒黑）一钱 益母草一钱 水煎服。

有风加柴胡五分；有寒加肉桂五分；血不净加炒山楂十个；血晕加炮姜五分；衄血加麦冬二钱；夜热加地骨皮五分；有食加谷芽、山楂；有痰加白芥子少许。余不必胡加。

## 胎漏胎动

此症气血两不足之故。方用：

人参　山茱萸　山药　茯苓　麦冬各二钱　白术五钱　杜仲
枸杞子　甘草各一钱　熟地五钱　五味子五分　归身三钱　水煎服。

此方不寒不热，安胎之圣药也，胎动为热，不动为寒。

## 子悬

此乃胎热子不安，身欲立起于胞中，若悬起之象，倘以气盛治
之立死矣。方用：

人参　茯苓　归身　生地各二钱　白术　白芍各五钱　杜仲　黄
芩各一钱　熟地一两　水煎服。

此皆利腰脐之药，少加黄芩，胎得寒而自定。

## 白带

产前无带也，有则难产之兆，即幸而顺生，产后必有血晕之
事。方用黑豆三合，水三碗煎汤二碗，入白果十个，红枣十个，再
煎一碗，入熟地一两　山茱萸　山药　薏苡仁各四钱　茯苓三钱
泽泻　丹皮各二钱　加水二碗煎服。一剂止，二剂水不白矣。亦通
治妇人白带，无不神效。

## 产妇气喘腹痛

此症少阴受其寒邪，而在内之真阳必逼越于上焦，上假热而下
真寒也。方用平喘祛寒汤：

人参　肉桂各二钱　麦冬三钱　白术五钱　吴茱萸一钱　一剂喘
定，二剂痛止，必微凉顿服。

## 产妇呕吐下痢

此肾水泛溢，因肾火之衰也。急用补阳之药人于补阴之中，引
火归源水自下行矣。方用：

熟地　白术　茯苓各一两　山茱萸　人参各五钱　附子　车前子
各一钱　肉桂三分　水煎服。

## 血崩

方用：

归身（酒炒）一钱　生地一钱二分　蒲黄（酒炒）　地榆（酒洗）
各二分　木通　丹皮（酒炒）　三七根　香附（童便浸）各五分　白术

一钱　橘红七分　姜三片，酒一杯，水一杯，煎九分，空心服。

## 产后大喘大汗

此乃邪入于阳明，寒变为热，故大喘大汗。平人得此病当用白虎汤，而产妇气血大虚何可乎？方用补虚降火汤。

麦冬一两　人参　元参各五钱　桑叶十四片　苏子五分　水煎服。

此方以麦冬、人参补气，元参降火，桑叶止汗，苏子定喘，助正而不攻邪，邪退而不损正，实有奇功。

## 产后亡阳发狂

大抵亡阳之症，用药汗止便有生机，宜先止汗而后定狂。方用收汗汤：

人参三两　桑叶二十片　麦冬二两　元参一两　青蒿五钱　水煎服，一剂汗止，二剂狂定，后改人参、麦冬、五味子、当归、川芎调理。此方只可救亡阳之急症，一时权宜之计，二剂后必须改方。

## 产门证 （疮）

方用：

黄柏 （炒）　蚯蚓粪　白薇　乳香 （炒去油）　铅粉　潮脑各三钱　轻粉　冰片各五分　儿茶二钱　麝香三分　共为细末，调匀擦疮。此方治产门疮最效。亦通治诸疮。

## 打死胎

用细瓷片为细末，或黄酒或温水调下三钱，即出。

# 傅氏男科

# 男科卷一

## 伤寒门

### 初病说

凡病初起之时，用药原易奏功，无如世人看不清症，用药杂乱，往往致变症蜂起。苟看病情，用药当，何变症之有。

### 伤风

凡人初伤风，必然头痛、身痛、咳嗽、痰多、鼻流清水，切其脉必浮，方用：

荆芥　防风　柴胡　黄芩　牛夏　甘草各等分

水煎服，一剂即止，不必再剂也。

### 伤寒

凡伤寒初起，鼻塞、目痛、项强、头痛，切其脉，必浮紧，方用：

桂枝　干葛　陈皮　甘草各等分。

水煎服，一剂即愈。

### 外感

凡人外感必然发热，方用：

柴胡　黄芩　荆芥　半夏　甘草各等分，水煎服。

四时不正气，来犯人身，必然由皮毛而入营卫：故用柴胡、荆芥先散皮毛之邪，邪即先散，安得入内；又有半夏以祛痰，使邪不得挟痰以作祟；黄芩以清火，使邪不得挟火以作殃；甘草调药以和中，是以邪散而无伤于正气也，若内伤之发热，则

不可用此方。

### 伤食

凡伤食必心中饱闷，见食则恶，食之转痛也，方用：

白术　茯苓　枳壳各一钱　谷芽　麦芽各二钱　山楂二十个　神曲五钱　半夏一钱　甘草五分　砂仁三粒

水煎服，一剂轻，二剂愈。

## 疟疾

方用遇仙丹

生大黄六两　槟榔　三棱　莪术　黑丑　白丑各三两　木香二两甘草一两

水丸。遇发日，清晨温水化三四丸。寻以温米饭补之，忌生冷、鱼腥、荞面，孕妇勿服。

## 伤暑

人感此症，必然头晕、口渴、恶热，甚则痰多、身热、气喘，方用：

人参一钱　白术五钱　茯苓三钱　甘草一钱　青蒿一两　香薷三钱陈皮一钱

水煎服，一剂愈。

## 大满

此邪在上焦，壅塞而不得散也，方用：

瓜蒌（捣碎）一个　枳壳　天花粉各三钱　栀子二钱　陈皮三钱厚朴钱半　半夏　甘草各一钱

水煎服。此方之妙，全在用瓜蒌能占胸膈之食而消上焦之痰，况又佐以枳壳、花粉同是消中圣药，又有厚朴、半夏以消胃口之痰，尤妙在甘草，使群药留中而不速下，则邪气不能久存而散矣。

## 发汗

凡人邪居腠理之间，必须用汗药以泄之，方用：

荆芥　防风　甘草　桔梗　苏叶各一钱　白术五钱　云苓三钱陈皮五分

水煎服。

此方妙在君白术，盖人之脾胃健而后皮毛腠理始得开合自如。白术健脾去湿而邪难存，况有荆、防、苏、梗以表散之乎。

### 寒热真假辨

真热证，口干极而呼水，舌燥极而开裂、生刺，喉痛日夜不已，大热烙手而无汗也。

真寒证，手足寒久而不回，色变青紫，身战不已，口噤，出声而不可噤也。

假热证，口虽渴而不甚，舌虽干而不燥，即燥而无芒刺纹裂也。

假寒证，手足冰冷而有时温和，厥逆身战亦未太甚而有时而安，有时而搐是也。

### 乍寒乍热辨

病有洒渐恶寒而后发热者，盖阴脉不足阳往从之；阳脉不足阴往乘之。何谓阳不足？寸脉微，名曰阳不足。阴气上入阳中，则恶寒也。何谓阴不足？尺脉弱，名曰阴不足。阳气下陷阴中，则发热也。凡治寒热，用柴胡升阳气，使不下陷阴中则不热也。用黄芩降阴气，使不升入阳中则不寒也。

### 真热

方用：

麻黄三钱　当归五钱　黄连　黄芩　石膏　知母　半夏各三钱 枳壳二钱　甘草一钱

水煎服，一剂轻，二剂愈。

### 真寒

方用：

附子三钱　肉桂　干姜各一钱　白术五钱　人参一两

水煎服，急救之。此乃真中寒邪，肾火避出躯壳之外而阴邪之气，直犯心宫，心君不守，肝气无依，乃发战、发噤、手足现青色。然则用桂、附、干姜逐其寒邪足矣，何用参、术？即用何至多加？盖元气飞越，只一线之气未绝，纯用桂、附、干姜一派辛辣之药，邪虽外逐，而正气垂绝。若不多加参、术，何以反正气于若存若亡之际哉！

## 假热

方用：

黄连　当归　白芍　半夏各三钱　茯苓　柴胡　栀子各二钱　枳壳一钱　石菖蒲三钱

水煎服。此方妙在用黄连入心宫，佐以栀子，提刀直入，无邪不散。柴胡、白芍又塞敌运粮之道，半夏、枳壳斩杀党余，中原既定，四隅不战而归。然火势居中，非用之得法，是贼势弥张依然复人，又加石菖蒲之辛热，乘热饮之，则热喜热不致相反而更相济也。

## 假寒

方用：

肉桂　附子各一钱　人参三钱　白术五钱　猪胆汁半个　苦菜汁十三匙

水三杯，煎一杯，冷服。

将药并器放冷水中激凉，入胆、菜汁调匀，一气服之。方中全是热药，倘服不入式，必然虚火上冲，将药呕出。必热药凉服已足顺其性况下行，又有二汁之苦，以骗其假道之防也哉。

## 真热假寒

此症身外冰冷，身内火炽，发寒发热，战栗不已。乃真热反现假寒之象，以欺人也。法当用三黄汤加石膏、生姜乘热饮之，再用井水以扑其心至二三十次，内热自止，外之战栗亦若失矣。后用元参、麦冬、白芍各二两煎汤，任其恣饮，后不再甚也。

## 真寒假热

此症下部冰冷，上部大热，渴欲饮水，下喉即吐，乃真寒反现假热之形以欺人也。法当用八味汤，大剂探冷与服，再令人以手擦其足心，如火之热，不热不已，以大热为度。用吴茱萸一两、附子一钱、麝香三分以少许白面人之，打糊作膏，贴足心，少顷必睡，醒来下部热而上部之火息矣。

## 上热下寒

此症上焦火盛，吐痰如涌泉，面赤喉痛，上身不欲盖衣，而下身冰冷。此上假热而下真寒也。方用：

附子一个 熟地半斛 山茱萸四两 麦冬一两 茯苓三两 五味子一两 丹皮 泽泻各三两 肉桂一两

水十碗，煎三碗，探冷与服。二渣再用水三碗煎一碗，一气服之，立刻安静。此上病下治之法也。

## 循衣撮空

此症非大实即大虚。当审其因，察其脉，参其症而黑白分也。实而便秘者，大承气汤；虚而便滑者，独参汤，厥逆者加附子。

## 阴虚双娥

方用：

附子一钱，盐水炒。

每用一片，含口中，后以六味地黄汤大剂饮之。

外治法：引火下行，用附子一个，为末，醋调，贴涌泉穴，或吴茱萸一两，白面五钱，水调，贴涌泉穴，急针刺少商穴，则咽喉有一线之路矣。

## 结胸

此伤寒之变症也。伤寒邪火正炽，不可急与饮食，饮食而成此症者，方用：

瓜蒌（捶碎）一个 甘草一钱

水煎服，勿迟。

瓜蒌乃结胸之圣药也。人服之必至心如遗落，病人服之，不畏其虚乎？不知结胸之症，是食在胸中，非大黄、枳壳、槟榔、厚朴所能祛逐，必得瓜蒌始得推荡开脾，少加甘草以和之，不至十分猛烈也。

## 扶正散邪汤

人参一钱 白术 茯苓 柴胡各三钱 半夏 甘草各一钱

水煎服。

此方专治正气虚而邪气入之者，如头痛、发热，右寸脉大于左寸口者，急以此方投之，无不痊愈。

# 火 证 门

## 泻火汤总方

栀子三钱　白芍五钱　丹皮三钱　元参二钱　甘草一钱
水煎服。

心火加黄连一钱，胃火加生石膏三钱，肾火加黄柏、知母各一
钱，肺火加黄芩一钱，大肠火加地榆一钱，小肠火加天冬、麦冬各
一钱，膀胱火加泽泻三钱。治火何独治肝经？盖肝属木，最易生
火，肝火散则诸经之火俱散。但散火必须用下泄之药，而使火之有
出路也则得矣。

## 火证

真火证初起必大渴引饮，身有斑点，或身热如焚，或发狂乱
语，方用：

石膏　知母各三钱　元参一两　甘草　升麻各三钱　麦冬一两
半夏三钱　竹叶一百片
水煎服，一剂少止，三剂愈。

## 火越

此乃胃火与肝火共腾而外越，不为丹毒即为痧疹，非他火也。
方用：

元参一两　干葛三两　升麻　青蒿　黄芪各三钱
水煎服。

此方妙在用青蒿，肝胃之火俱平，又佐以群药重剂而火安有不
减者乎。治小儿亦效。

## 燥证

此症初起，喉干口渴，干燥不吐痰，干咳不已，面色日红，不
畏风吹者是也。方用：

麦冬　元参各五钱　桔梗三钱　甘草一钱　陈皮三分　百部八分
花粉一钱
水煎服。

## 治火丹神方

丝瓜子一两　柴胡一钱　元参一两　升麻一钱　当归五钱

水煎服。小儿服之亦效。

## 消食病

此火盛之病，大渴引饮，呼水自救，朝食即饥，或夜食不止，方用：

元参一两　麦冬五钱　生地三钱　竹叶三十片　菊花　白芥子丹皮各二钱　陈皮五分

水煎服。

## 痿证

不能起床已成废人者，此乃火盛内炽，肾水熬干，治法宜降胃火以补肾水，方用降补汤。

熟地　元参各一两　甘菊花五钱　麦冬一两　生地五钱　车前子二钱　人参三钱　沙参五钱　地骨皮五钱

水煎服。

## 痿证

人有两足无力不能起立而又健饭，少饥即头面皆热，咳嗽不已，此亦痿证，方用起痿至神汤。

熟地　元参　山药　菊花各一两　当归　白芍　人参各五钱　神曲二钱　白芥子三钱

水煎服。三十剂而愈。

# 郁结门

## 开郁

如人头痛身热，伤风咳嗽，或心不爽而郁气蕴结中怀，或气不舒而怒气留于胁下，断不可用补药。方用：

当归三钱　白芍五钱　柴胡一钱　半夏二钱　枳壳　甘草各一钱白术二钱　丹皮　薄荷各一钱

水煎服。

头痛加川芎一钱；目痛加蒺藜一钱，菊花一钱；鼻塞加苏叶一钱；喉痛加桔梗二钱；肩背痛加枳壳、羌活；两手痛加姜黄或桂枝一钱；腹痛不可按者加大黄二钱；按之而不痛者加肉桂一钱，余不必加。

## 关格

怒气伤肝而肝气冲于胃口之间，肾气不得上行，肺气不得下行而成此证。以开郁为主，方用：

荆芥　柴胡　川郁金　茯苓　苏子　白芥子各一钱　白芍三钱　甘草五分　花粉一钱

水煎服。

又方用：

阴阳水各一碗，加盐一撮，打百余下起泡，饮之即愈。凡上焦有疾欲吐而不能吐者，饮之即吐。

## 虚劳门

### 劳证、虚损辨

二证外相似而治法不同。虚损者，阴阳两虚也，劳证者，阴虚阳亢也。故虚损可用温补，劳证则忌温补而用清补，两证辨法不必凭脉，但看人著复衣此著单衣者为劳证；人著单衣此著复衣者为虚损。劳证骨蒸而热；虚损荣卫虚而损也。

### 内伤发热

方用：

当归一钱　白芍二钱　柴胡　陈皮　栀子各一钱　天花粉二钱　甘草一钱

水煎服。

凡肝木郁者，此方一剂即快。人病发热，有内伤、外感，必先散其邪气，邪气退而后补正气，正不为邪气所伤也。但外感、内伤不可用一方也。

### 未成劳而将成劳

方用：

熟地一两　地骨皮　人参　麦冬各五钱　白芥子三钱　白术一钱　山药三钱　五味子三分

水煎服。

凡人右寸脉大于左寸脉，即内伤之证，不论左右关尺脉何如，以此方投之效验。

### 阳虚下陷

凡人饥饱劳役，内伤正气，以致气乃下行，脾胃不行克化，饮食不能运动，往往变成劳瘵。盖疑饮食不进为脾胃之病，肉黍之积，轻则砂仁、枳壳、山楂、麦芽之品，重则芒硝、大黄、牵牛、巴豆之类，纷然杂进，必致膨闷而渐成劳矣。若先以升提之药治之，何致于成劳。方用：

人参　柴胡　陈皮　甘草各一钱　黄芪　白术各三钱　升麻三分

水煎服。

### 阴虚下陷

凡人阴虚脾泄岁久不止，或食而不化，或化而溏泄。方用：

熟地一两　山药　山茱萸各五钱　茯苓三钱　白术五钱　肉桂一钱　升麻三分　五味子　车前子各一钱

水煎，晚服。

此方纯是补阴之药，且有升麻以提阴中之气，又有温燥之品以暖命门而健脾土，何致溏泄哉！

### 阴虚火动，夜热昼寒

此肾水虚兼感寒，或肾水亏竭夜热昼寒。若认作阳证治之，则口渴而热益炽，必致消尽阴水，吐痰如絮，咳嗽不已，声哑声嘶，变成劳瘵。法当峻补其阴，则阴水足而火焰消，骨髓清泰矣。方用：

熟地一两　山茱萸五钱　五味子　麦冬各三钱　元参一两　地骨皮五钱　沙参三钱　芡实五钱　白芥子三钱　桑叶十四片

水煎服。

此方阴虚火动者神效。

## 阴寒无火

方用：

肉桂一钱　附子三钱　熟地一两　白术　人参各三钱　柴胡一钱

水煎服。

二方治阴之中即有以治阳，治阳之中即藏于补阴。

## 过劳

凡人过劳，脉必大不伦。若不安闲作息，必有吐血之证，法当滋补。方用：

熟地五两　山茱萸四两　当归半斛　黄芪　白芍各五钱　人参三两　白术五两　茯苓三两　砂仁二两　陈皮五钱　神曲一两　五味子麦冬各三两　蜜丸。早晚滚水送下五钱。

## 日重夜轻

病重于日间而发寒发热较夜尤重，此症必须从天未明而先截之，方用：

人参一钱　黄芪五钱　当归三钱　白术五钱　枳壳　青皮　陈皮各一钱　柴胡三钱　半夏　甘草各一钱　干姜五分

水煎服。又方：

熟地一两　人参一钱　白术五钱　陈皮、甘草各一钱　柴胡二钱白芥子一钱

水煎服。

## 夜重日轻

病重于夜间而发寒发热，或寒少热多，或热少寒多，一到天明，便觉清爽，一到黄昏，即觉沉重，此阴气虚甚也。方用：

熟地一两　山茱萸四钱　当归　白芍　柴胡各三钱　陈皮　生何首乌各三钱　鳖甲五钱　白芥子　麦冬各三钱　五味子一钱

水煎服。

此方妙在用鳖甲，乃至阴之物，逢阴则入，遇阳则转；生何首

乌直入阴经，亦攻邪气；白芥子去痰又不耗真阴之气，有不奏功者乎！必须将黄昏时服，则阴气固而邪气不敢入矣。

### 阴邪兼阳邪

此症亦发于夜间，亦发寒发热，无异纯阴邪气之症，但少少烦躁耳，不若阴证之常静也。法当于补阴之中少加阳药一二味，使阳长阴消，自奏功如响矣。方用：

熟地一两　山茱萸四两　鳖甲五钱　当归三钱　人参二钱　白术三钱　茯苓五钱　柴胡二钱　白芥子三钱　陈皮一钱　麦冬　五味子　生何首乌各三钱

水煎服。

### 气血两虚

饮食不进，形容枯槁。补其气，血益燥；补其血，气益馁。助胃气而盗汗难止，补血脉而胸膈阻滞，法当气血同治。方用：

人参　白术　川芎各一钱　当归二钱　熟地三钱　麦冬五钱　白芍三钱　茯苓二钱　甘草八分　神曲　陈皮各五分　谷芽一钱

水煎服。

此治气血两补与八珍汤同功而胜于八珍汤者，妙在补中有调和之法耳。

### 气虚胃虚

人有病久而气虚者，必身体羸弱，饮食不进，或大便溏泄，小便艰涩。方用：

人参一两　白术五钱　茯苓三钱　甘草　陈皮　泽泻　车前子各一钱

水煎服。

此方用人参为君者，问其胃气。盖胃为肾之关，关门不开，则上之饮食不能进，下之糟粕不能化，必用人参以养胃土，茯苓、车前以分消水气。如服此不效，兼服八味丸最能实大肠而利膀胱也。

### 气虚饮食不消

饮食入胃必须气充足始能消化而生津液，今饮食不消，气虚故。方用：

人参二钱　黄芪　白术　茯苓各三钱　神曲五分　甘草三钱　麦芽五分　山楂三个　陈皮五分

水煎服。

伤面食加莱菔子，有痰加半夏、白芥子各一钱，咳嗽加苏子一钱、桔梗二钱，伤风加柴胡二钱，夜卧不安加炒枣仁二钱，胸中微痛加枳壳五分。方内纯是开胃之品，又恐饮食难消后加消导之品则饮食化而津液生矣。

### 血虚面色黄瘦

出汗、盗汗，夜卧常醒，不能润色以养筋是也。血虚自当补血，舍四物汤又何求耶？今不用四物汤。方用：

熟地一两　麦冬三钱　桑叶十片　枸杞子三钱　当归五钱　茜草一钱

水煎服。

此方妙在桑叶，补阴生血。又妙在茜草，血得活而益生，况又济之归、地、麦、杞大剂以共生。

### 肺脾双亏

咳嗽不已，吐泻不已，此肺脾受伤也。人以咳嗽宜治肺，吐泻宜治脾。殊不知咳嗽由于脾气衰，斡旋之令不行，则上为咳嗽；吐泻由肺气弱，清肃之令不行，始上吐而下泻矣。方用：

人参钱半　麦冬　茯苓各二钱　柴胡　神曲　薏苡仁各五分　车前子　甘草各一钱

水煎服。

此治脾治肺之药合而用之，咳嗽、吐泻之病各愈，所谓一方而两用之也。

### 肝肾两虚

肾水亏不能滋肝，肝木抑郁而不舒。必有两胁饱闷之症。肝火不能生肾中之火，则肾水日寒，必有腰背难于俯仰之症。此症必须肝肾同补。方用：

熟地—两　山茱萸　当归　白芍各五钱　柴胡二钱　肉桂—钱
水煎服。

熟地、山茱萸补肾之药，归、芍、柴、桂补肝之品，即云平补，似乎用药不宜有重轻。今补肝之药多于补肾者何？盖肾为肝之母，肝又为命门之母，岂有木旺而不生命门之火者哉。

## 心肾不交

肾，水脏也。心，火脏也。是心、肾二经为仇敌矣。似不可牵连而合治之也，不知心、肾相克而实相须。肾无心之火则水寒，心无肾之水则火炽，心必得肾水以滋润，肾必得心火以温暖。如人惊惕不安，梦遗精泄，皆心肾不交之故。人以惊惕为心之病，我以为肾之病。人以梦泄为肾之病，我以为心之病，非颠倒也，实有至理焉。细心思之，自然明白。方用：

熟地五两　山茱萸三两　山药三钱　人参三两　白术五两　芡实五钱　茯神三两　石菖蒲—两　枣仁炒三两　远志—两　五味子—两
麦冬三两　柏子仁三两

蜜丸。每早晚温水送下五钱。

此方之妙治肾之药少于治心之味。盖心君宁静，肾气自安，何至心动。此治肾正所以治心，治心即所以治肾也，所谓心肾相依。

## 精滑梦遗

此症人以为肾虚也，不独肾病而心病也，宜心肾兼治。方用：

熟地半斤　山药—两　山茱萸四两　人参三两　白术四两　茯苓
麦冬各三两　肉桂　鹿茸各—两　砂仁五钱　枣仁炒　远志　杜仲各—两　白芍三两　附子—钱　柏子仁　补骨脂各—两　紫河车—副
巴戟天三两　五味子—两　肉苁蓉三两

蜜丸。早晚白水送下五钱。

此方用熟地、山药、山茱萸之类补肾也。巴戟天、肉苁蓉、附子、鹿茸补肾中之火也。可以已矣而又必加入人参、茯苓、柏子仁、麦冬、远志、枣仁者何也？盖肾火虚由于心火虚也。使补肾火不补心火，则反增上焦枯渴，欲补肾火则必须补心火，则水火相济也。

### 夜梦遗精

此症由于肾水耗竭，上不能通于心，中不能润于脾，下不能生于肝，以致玉关不闭，无梦且遗。法当补肾而少佐以益心、肝、脾之品。方用：

熟地一两　山茱萸四钱　白术五钱　茯苓　白芍　生枣仁　当归
薏苡仁各三钱　茯神二钱　五味子　白芥子一钱　肉桂　黄连各五分

水煎服。一剂止，十剂不犯。

### 遗精健忘

遗精，下病也。健忘，上病也。何以合治之而咸当乎？盖遗精虽是肾水之虚，而实本于君火之弱。今补其心君则玉关不必闭而自闭矣，所谓一举而两得也。方用：

人参一两　莲须二两　芡实三两　熟地五两　山药四两　五味子
一两　麦冬　生枣仁各三两　远志　柏子仁（去油）各一两　石菖蒲一
两　当归　山茱萸各三两

蜜丸。每日服五钱，白水下。

### 倒饱中满

气虚不能食，食则倒满。方用：

人参一钱　白术二钱　茯苓三钱　陈皮三分　甘草一钱　山药三钱
芡实五钱　薏苡仁五钱　莱菔子一钱

水煎服。下喉虽则微胀，入腹渐觉爽快。

### 久虚缓补

久虚之人，气息奄奄，无不曰宜急治矣。不知气血大虚，骤加大补之剂，力量难任，必致胃口转膨胀，不如缓缓清补之。方用：

当归一钱　白芍二钱　茯苓一钱　白术五分　人参三分　山药一钱
陈皮　麦芽　炮姜各三钱　枣仁五分　甘草三分

水煎服。

此方妙在以白芍为君，引参、苓入肝为佐。小小使令徐徐奏功，使脾气渐实，胃口渐开，然后再用纯补之剂，先宜缓补之也。

## 补气

右手脉大，气分之劳也。方用补气丸。

人参　黄芪各三两　茯苓四两　白术半斤　白芍三两　陈皮一两
炙甘草八钱　五味子一两　麦冬二两　远志　白芥子各一两

蜜丸。早晚服五钱，白水下。

## 补血

左手脉大，血分之劳也，方用补血丸。

熟地　白芍半斤　山茱萸　当归四两　麦冬　枣仁　白芥子
五味子各一两　砂仁　肉桂五钱

蜜丸。晚服一两，白水下。

如身热，去肉桂加地骨皮五钱。

## 出汗

人有病不宜汗多。若过出汗，恐其亡阳，不可不用药以敛之。
方用：

人参　黄芪　当归各一两　桑叶五片　麦冬三钱　炒枣仁一钱
水煎服。

## 劳证

劳证既成，最难治者，必有虫生之以食人之气血也。若徒补气
血而不入杀虫之药，则饮食入胃，只荫虫而不生气血。若但杀虫而
不补气血，则五脏俱受伤又何有生理哉？惟于大补之中加杀虫之
药，则元气既全，真阳未散，虫死而身安矣。方用：

人参　白薇各三两　熟地　地栗粉　何首乌　桑叶半斤　鳖甲
山药一两　神曲　麦冬五两

熟地为丸。每日白水送下五钱，半年虫从大便出矣。

## 痰嗽门

古人所主治痰之法，皆是治痰之标，而不能治其本也。如二陈
汤上、中、下、久、暂之痰皆能治之，而其实无实效也。今立三
方，痰证总不出其范围也。

### 初病之痰

伤风咳嗽吐痰是也。方用：

陈皮　半夏　天花粉　茯苓　苏子　甘草各一钱

水煎服。

二剂而痰可消矣。此去上焦之痰，上焦之痰原在胃中，而不在肺。去其胃中之痰肺金自然清肃又何至火之上升哉！

### 已病之痰

必观其色之白与黄而辨之。黄者火已退也，白者火正炽也。正炽者，用寒凉之品；将退者，用祛逐之味，今一方而俱治之。方用：

白术　白芥子各三钱　茯苓五钱　陈皮　甘草各一钱　枳壳五分

水煎服。

有火加栀子，无火不必加。此方健脾去湿治痰之在中焦者也。

### 又方：

白术　茯苓　薏苡仁各五钱　天花粉二钱　陈皮一钱　人参五分　益智仁三分

水煎服。

有火加黄芩一钱，无火加干姜一钱、甘草二分。此方健脾去湿而不耗气。二剂而痰自消也。

### 久病之痰

久病痰多，切不可作脾湿生痰论之。盖久病不愈，未有不因肾水亏损者也。非肾水泛上为痰即肾火沸腾为痰，当补肾以祛逐之。方用：

熟地　薏苡仁各一两　山药　麦冬　芡实　山茱萸各五钱　五味子　茯苓各三钱　益智仁二钱　车前子一钱

水煎服。

此治水泛为痰之圣药也。若火沸腾为痰，加肉桂一钱，补肾祛湿而化痰。水入肾宫，自变为真精而不化痰矣。此治下焦之痰也。

### 又方：

六味地黄汤加麦冬、五味子，实有奇功，无火加桂、附。

## 滞痰

夫痰之滞，乃气之滞也。苟不补气而惟去其痰，未见痰去而病消也。方用：

人参　陈皮　天花粉　白芥子各一钱　白术二钱　茯苓三钱　苏子八分　白蔻二粒

水煎服。

## 湿痰

治痰之法，不可徒去其湿，必以补气为先而佐以化痰之品，乃克有效。方用：

人参一两　薏苡仁五钱　茯苓　半夏　神曲各三钱　陈皮　甘草各一钱

水煎服。

此方之中用神曲，人多不识，谓神曲乃消食之味，非化痰之品，不知痰之积聚稠黏甚不易化，惟用神曲以发之，则积聚稠黏开矣。继之以半夏、陈皮可以奏功，然虽有陈、半消痰，使用不多，用人参则痰难消。今有人参以助气，又有薏苡仁、茯苓健脾去湿而痰焉有不消者乎。

贝母　半夏　茯苓各三钱　白术五钱　神曲二钱　甘草　桔梗　白矾　炙紫菀各一钱

水煎服（此方前六味误入顽痰项下，今移此）。

此方妙在贝母、半夏同用，一燥一湿，使痰无处逃避。又有白矾消块，梗、菀去邪，甘草调中，有不奏功者乎。

## 水泛为痰

肾中之水，有火则安，无火则泛。倘人过于入房则水去而火亦去，久之则水虚而火亦虚。水无可藏之地，必泛上为痰矣。治之法，欲抑水之下降，必先使水之下温。当于补肾之中，加大热之药，使水足以制火，火足以暖水，则水火有既济之道，自不上泛为痰矣。方用：

熟地一两　山茱萸五钱　肉桂二钱　牛膝三钱　五味子一钱

水煎服。

一剂而痰下行矣，二剂而痰自消矣。

## 中气又中痰

中气中痰虽若中之异而实中于气之虚也。气虚自然多痰，痰多必然耗气，虽分实合也。

## 寒痰

人有气虚而痰寒者，即用前方加肉桂三钱、干姜五分足之矣。

## 热痰

人有气虚而痰热者，方用：

当归三钱　白芍二钱　麦冬　茯苓各二钱　陈皮　甘草　花粉白芥各一钱　神曲三分

水煎服。

## 老痰

凡痰在胸膈而不化者，谓之老痰。方用：

柴胡　茯苓　甘草　陈皮　丹皮　天花粉各一钱　白芍　薏苡仁各三钱　白芥子五钱

水煎服。

此方妙在白芥子为君，薏苡仁、白芍为臣，柴胡、天花粉为佐，使老痰无处可藏。十剂而老痰可化矣。

## 顽痰

痰成而塞咽喉者，谓之顽痰。方用：

人参一两　半夏　南星　茯苓各三钱　附子一钱　甘草一两

水煎服。

人参原是气分之神剂，而亦消痰之妙药，半夏、南星虽逐痰之妙品，而亦扶气之正药；附子、甘草一仁一勇，相济而成。

## 湿嗽

秋伤于湿，若用乌梅、粟壳等味，断乎不效。方用：

白术三钱　陈皮　当归　甘草　枳壳　桔梗各一钱

水煎服。

三剂然矣。冬嗽皆秋伤于湿也，岂可拘于受寒乎！

## 久嗽

方用：

人参五钱　白芍　枣仁各三钱　五味子　白芥子各一钱　益智仁五分

水煎服。

久嗽方用：

乌梅　瓜蒌仁（去油）五钱　杏仁　硼砂各一钱　人参（童便浸）一两　五味子（酒蒸）五钱　寒水石（火煅）一钱　胡桃仁一钱去油薄荷五分　甘草五分　贝母三两

蜜丸，樱桃大。净绵包之。口中噙化。虚劳未曾失血，脉未数者，皆用之，无论老少神效。十粒见功，二十粒愈。

## 又方用：

人参、当归、细辛各一钱，水煎，连渣嚼尽，一二剂即愈。

## 肺嗽兼补肾

肺嗽之症，本是肺虚，其补肾肺也明矣，奈何兼补肾乎？

肺经之气夜必归于肾，若肺金为心火所伤，必求救于其子，子若力量不足，将何以救其母哉，方用：

熟地　麦冬各一两　山茱萸四钱　元参五钱　苏子　牛膝各一钱沙参　天冬各二钱　紫菀五分

水煎服。

# 男科卷二

## 喘证门

### 气治法

气虚、气实不可不平之也，气实者非气实，乃正气虚而邪气实也，法当用补正之药而加祛逐之品，则正气足邪气消矣。方用：

人参　白术　麻黄　半夏　甘草各一钱　白芍三钱　柴胡二钱

水煎服。

推而广之，治气非一条也，气陷补中益气汤可用；气衰六君子汤可采；气寒人参白术附子汤可施；气虚则用四君子汤；气郁则用归脾汤；气热用生脉散；气喘用独参汤；气动用二陈汤加人参；气壅塞用射干汤；气逆用逍遥散。气虚则羸弱，气实则旺甚。气虚用前方，气实另一方：

白术　柴胡　甘草　栀子各一钱　茯苓三钱　白芍二钱　陈皮

枳壳各五分　山楂十个　水煎服。

### 气喘

凡人气喘而上者，人以为气有余也，殊不知气盛当作气虚看，有余当作不足看，若认作肺气之盛而用苏叶、桔梗、百部、豆根之类，去生远矣。方用：

人参三两　牛膝三钱　熟地五钱　山茱萸四钱　枸杞子　五味子

各一钱　麦冬五钱　胡桃三个　生姜五片　水煎服。

此方不治肺而正所以治肺也，或疑人参乃健脾之药，既宜补肾不宜多用人参，不知肾水大虚，一时不能遽生，非急补其气，则元阳一线必且断绝，况人参少用则泛上，多用即下行，妙在用人参三两，使下达病源，补气以生肾水。方中熟地、山茱萸之类，同气相求，直入命门，又何患其多哉。若病重之人尤宜多加。但喘有初起之喘，有久病之喘。初起之喘多实邪，久病之喘多气虚。实邪喘者必抬肩，气虚喘者微微气息耳。此方治久病之喘，若初起之喘四磨四七汤一剂即止。喘不独肺气虚而肾水竭也。

### 实喘

黄芩二钱　柴胡　甘草各五分　麦冬三钱　苏叶　乌药　半夏　山豆根各一钱　水煎服。一剂喘定，不定再剂也。凡实喘证气大急，喉中必作声，肩必抬，似重而实轻也。

### 虚喘

大抵此等症气少息，喉无声肩不抬也，乃肾气大虚，脾气又复将绝，故奔冲而上，欲绝未绝也，方用救绝汤。

人参　熟地各一两　山茱萸三钱　牛膝　五味子　白芥子各一钱　麦冬五钱

水煎服。

### 气短似喘

气短似喘而实非喘也，若作实喘治之立死，盖气短乃肾气虚耗，气冲上焦壅塞于肺经，不足之症也，方用：

人参二两　熟地一两　山茱萸　牛膝　补骨脂　枸杞子各三钱　麦冬五钱　胡桃三个去皮　五味子二钱　水煎服。

三剂气平喘定，此方妙在用人参之多，能下达气原，挽回于无何有之乡，又纯是补肺补肾之品，子母相生，水气自旺，则火气自安于故宅，不上冲于喉门矣。

### 抬肩大喘

人忽感风邪，寒入于肺，以致喘急肩抬，气逆痰吐不出，身不能卧，方用：

柴胡　茯苓　当归　麦冬　桔梗各二钱　黄芩　甘草　半夏　射干各一钱　水煎服。

此方妙在用柴胡、射干、桔梗以发舒肺金之气，半夏以祛痰，黄芩以祛火，盖感寒邪内必变为热证，故用黄芩以清解之。然徒用黄芩虽曰清火，转足以遏抑其火，而火未必伏也，有射干、桔梗、柴胡一派辛散之品，则足以消火减邪矣。

## 肾寒气喘

人有气喘不能卧，吐痰如涌泉者，舌不燥而喘不止，一卧即喘，此非外感之寒邪，乃肾中之寒气也。盖肾中无火则水无所养，乃泛上而为痰，方用六味地黄汤加桂、附大剂饮之，盖人之卧必肾气与肺气相安，而后河车之路平安而无奔越也。

## 肾火扶肝上冲

凡人肾火逆扶肝气而上冲，以致作喘，甚有吐红粉痰者，此又肾火炎上以烧肺金，肺热不能克肝而龙雷之火并腾矣。方用：

沙参　地骨皮各一两　麦冬五钱　丹皮三钱　白芍五钱　白芥子二钱　桔梗五分　甘草三分　水煎服。

此方妙在地骨皮清骨中之火，沙参、丹皮以养阴，白芍平肝，麦冬清肺、甘草、桔梗引入肺经，则痰消而喘定矣。

## 假热气喘吐痰

人有假热气喘吐痰者，人以为热而非热也，乃下元寒极逼其火而上喘也，此最危急之症，苟不急补其肾水与命门之火，则一线之微必然断绝。方用：

熟地四两　山药　麦冬各三两　五味子　牛膝各一两　肉桂附子各一钱　水煎冷服一剂而愈。

## 喘嗽

人有喘而且嗽者，人以为气虚而有风痰也，谁知是气虚不能归源于肾，而肝木挟之作祟乎？法当峻补其肾，少助以引火之品，则气自归源于肾而喘嗽俱止矣。方用：

人参一两　熟地二两　麦冬五钱　牛膝　枸杞子　白术　五味子菟丝子各一钱　茯苓三钱　水煎服，连服几剂必有大功，倘以四磨四七汤治之则不效矣，即投贞元饮，此方专治喘而脉微涩者：

熟地三两　当归七钱　甘草一钱　水煎服。妇人多此症。

# 吐血门

## 阳证吐血

人有感暑伤气忽然吐血盈盆，人以为阴虚也，不知阴虚吐血与阳虚不同，阴虚吐血人安静无躁动，阳虚必大热作渴欲饮冷水，舌必有刺；阴虚口不渴而舌苔滑也，法当清胃火，不必止血也。方用：

人参　当归　香薷　石膏各三钱　荆芥一钱　青蒿五钱　水煎服

此方乃阳证吐血之神剂也，方中虽有解暑之味，然补正多于解暑。去香薷一味实可同治，但此方只可用一二剂，即改六味地黄汤。

## 大怒吐血

其血也或倾盆而出或冲口而来，一时昏晕，死在顷刻，以止血治之则气闷不安，以补血治之则胸满不受，有变症蜂起而死者，不可不治之得法也，方用解血平气散。方用：

白芍　当归各二两　炒荆芥　黑山栀各三钱　红花二钱　柴胡八分　甘草一钱　水煎服。一剂而气平舒，二剂而血止息，三剂而症大愈。

此症盖怒伤肝不能平其气，以致吐血，若不先舒其气而遽止血，则愈激动肝火之气，必气愈旺而血愈吐矣。方中用白芍平肝又舒气，柴胡、荆芥引血归经，当归、红花生新去旧，安有不愈者哉！

## 吐血

此症人非以为火盛即以为阴亏，用凉药以泻火，乃火愈盛而血愈多，用滋阴之味止血之品仍不效，谁知是血不归经乎？治法当用补气之药而佐以引血归经之味，不止血而血自止矣。方用：

人参五钱　当归一两　炒丹皮　黑芥穗各三钱　水煎服一剂而止。此方妙在不专补血而反去补气以补血，尤妙在不去止血而去行血以止血，盖血逢寒则凝，逢散则归经，救死于呼吸之际大有神功。

## 吐白血

血未有不红者，何以名白血？不知久病之人吐痰皆白沫乃白血也。白沫何以名白血？以其状似蟹涎，无败痰存其中，实血而非痰也。若将所吐白沫露于星光之下一夜必变红矣。此沫出于肾，而肾火沸腾于咽喉不得不吐者也，虽是白沫而实肾中之精。岂特血而已哉，苟不速治则白沫变为绿痰，无可如何矣。方用：

熟地　麦冬各一两　山药　山茱萸　茯苓各五钱　丹皮　泽泻各二钱　五味子一钱　水煎服。日日服之。

## 血不归经

凡人血不归经，或上或下，或四肢毛窍各处出血，循行经络，外行于皮毛，中行于脏腑，内行于筋骨，上行于头目两手，下行于二便一脐，周身无非血路，一不归经，则各处妄行，有孔则钻，有洞则泄，甚则呕吐，或见于皮毛，或出于齿缝，或渗于脐腹，或露于二便，皆宜顺其性以引之归经。方用：

熟地　生地各五钱　当归　白芍　麦冬各三钱　茜草根　荆芥　川芎　甘草各一钱　水煎服。

此方即四物汤加减，妙在用茜草引血归经。

## 三黑神奇饮

丹皮（炒黑）七分　黑山栀五分　真蒲黄（炒黑）一钱二分　贝母一钱　川芎（酒洗）　生地（酒洗）各一钱　水二杯，童便、藕汁各半杯煎服。此方治吐血神效无比，二剂止。

六味地黄汤加麦冬、五味子最能补肾滋肝，木得其养则血有可藏之经而不外泄，血证最宜服之。

## 呕吐门

### 脾胃证辨

人有能食而不能化者，乃胃不病而脾病也，当补脾，而补脾尤宜补肾中之火，盖肾火能生脾土也。不能食，食之而安然者，乃脾不病而胃病也，不可补肾中之火，当补心火，盖心火能生胃土也。世人一见不饮食，动曰脾胃虚也，殊不知胃之虚寒责之心，脾之虚寒责之肾，不可不辨也。

## 反胃大吐

大吐之症，舌有芒刺，双目红肿，人以为热也，谁知是肾水之亏乎？盖脾胃必借肾水而滋润，肾水之亏则脾胃之火沸腾而上，以致目红肿而舌芒刺也，但此症时躁时静，时欲饮水，及水到又不欲饮，即强之饮，亦不甚快，此乃上假热而下真寒也，宜六味地黄汤加桂、附，水煎服。

外治法，先以手擦其足心，使之极热，然后用附子一个煎汤，用鹅翎扫之，随干随扫，少顷即不吐矣。后以六味地黄汤大剂饮之即安然也，或逍遥散加黄连亦立止也，无如世医以杂药投之而成噎膈矣。方用：

熟地三两　山茱萸　元参各一两　当归五钱　牛膝　白芥子各三钱　五味子二钱　水煎服。

盖肾水不足则大肠必干而细，饮食入胃难于下行，故反而上吐矣。

## 寒邪犯肾大吐

寒人肾宫将脾胃之水挟之尽出，手足厥逆，小腹痛不可忍，以热物熨之少快，否则寒冷难支，人多以为胃病，其实肾病也。方用：

附子一个　白术四两　肉桂一钱　干姜三钱　人参三两　水煎服。

此药下喉便觉吐定，煎渣再服，安然如故。

## 呕吐

世人皆以呕吐为胃虚，谁知由于肾虚乎？故治吐不效，未窥见病之根也。方用：

人参　芡实各三钱　白术　薏苡仁各五钱　砂仁五粒　吴茱萸五分　水煎服。

## 火吐

此症若降火，则火由脾而入于大肠，必变为便血之症，法宜清火止吐。方用：

茯苓一两　人参二钱　砂仁三粒　黄连三钱　水煎服。

## 寒吐

此症若降寒，则又引入肾而流于膀胱，必变为遗尿之症，法宜散寒止吐。方用：

白术二两　人参五钱　附子　干姜各一钱　丁香五分　水煎服。

此方散寒而用补脾之品，则寒不能上越而亦不得下行，势不能不从脐出也。

## 胃吐

此症由于脾虚，脾气不得下行，自必上反而吐，补脾则胃安。方用：

人参　茯苓各三钱　白术五钱　甘草　肉桂　神曲　半夏各一钱砂仁三粒　水煎服。

此方治胃病以补脾者何也？盖胃为脾之关，关门之沸腾由于关中之溃乱，欲使关外之安静，必先使关中之安宁，况用砂仁、半夏、神曲等味，全是止吐之品，有不奏功者乎！此脾胃两补之。

## 反胃

人有食入而即出者，乃肾水虚不能润喉，故喉燥而即出也。方用：

熟地二两　山茱萸　茯苓　麦冬各五钱　山药一两　泽泻　丹皮各三钱　五味子一钱　水煎服。

## 反胃

此症又有食久而反出者，乃肾火虚不能温脾，故脾寒而反出也。方用：

熟地二两　山茱萸一两　山药六钱　茯苓　丹皮　附子　肉桂各三钱　泽泻二钱　水煎服。

### 胃寒

心肾兼补治脾胃两虚者固效，若单胃之虚寒，自宜独治心之为妙。方用：

人参　远志各一两　白术　茯苓　莲子　白芍各三两　石菖蒲　良姜　枣仁各五钱　半夏　附子　白芥子　山药各四钱　蜜丸，每日白水送下五钱。

### 胃寒吐泻　心寒胃弱

此症由于心寒胃弱，呕吐不已，食久而出是也；下痢不已，五更时痛泻三五次者是也。人以为脾胃之寒，服脾胃之药而不效者何也？盖胃为肾之关，而脾为肾之海，胃气弱不补命门之火，则心包寒甚，何以生胃土而消谷食；脾气弱不补命门之火，则下焦虚冷，何以化饮食而生精华，故补脾胃莫急于补肾也。方用：

熟地　茯苓　人参各三两　山茱萸二两　山药四两　附子　肉桂　五味子各一两　吴茱萸五钱　蜜丸，每日白水送下五钱，空心。

## 臌证门

### 水臌

此症满身皆水，按之如泥者是。若不急治，水流四肢，不得从膀胱出，则为死症矣。方用决流汤。

黑丑　甘遂各二钱　肉桂三分　车前子一两　水煎服。一剂水流斗余，二剂痊愈，断勿与三剂也。与三剂反杀之矣。盖二丑、甘遂最善利水，又加肉桂、车前子引水以入膀胱，利水而不走气，不使丑、遂之过猛也。二剂之后，须改五苓散调理二剂，再用六君子汤补脾可也。忌食盐，犯之必不救矣。

### 气臌

此症气虚作肿，似水而实非水也，但按之不如泥耳。必先从脚面上肿起，后渐肿至身上，于是头面皆肿者有之，此之谓之气臌，宜于健脾行气之中加引水之品，若以治水臌法治之是速之死也。方用：

白术　茯苓　薏苡仁各一两　甘草　肉桂各一分　枳壳五分　人参　萝卜子　神曲　车前子各一钱　山药五钱　水煎服。

初服若觉有碍，久之自有大功，三十剂而愈矣。亦忌食盐，秋石亦忌。

### 虫臌

此症小腹痛，四肢浮肿而未甚，面色红而有白点如虫食之状，是谓之虫臌，方用消虫神奇丹：

当归　鳖甲　地栗粉各一两　雷丸　神曲　茯苓　白矾各三钱　车前子五钱　水煎服，一剂下虫无数，二剂虫尽臌消，不必三剂。但病好必用六君子汤去甘草调理。

### 血臌

此症或因跌闪而瘀血不散，或忧郁而结血不行，或风邪而蓄血不散，留在腹中致成血臌，饮食入胃不变精血反去助邪，久则腹胀成臌矣，倘以治水法逐之而症非水，徒伤元气；以治气法治之而又非气，徒增饱满。方用逐瘀汤：

水蛭三钱，此物最难死，火烧经年入水犹生，必须炒黄为末方妥，当归二两　雷丸　红花　枳壳　白芍　牛膝各三钱　桃仁四十粒水煎服。一剂血尽而愈。切勿与二剂。当改四物汤调理，于补血内加白术、茯苓、人参补元气而利水，自然痊愈。不则恐成千枯之症。辨血臌惟腹胀如臌而四肢手足并无臌意也。

## 水证门

### 水肿

此症土不能克水也，方用：

牵牛　甘遂各二钱　水煎服。

此症治法虽多，独此方奇妙，其次鸡屎醴亦效，鸡屎醴治血臌尤效。

### 呃逆

此症乃水气凌心包也。心包为水气所凌，呃逆不止，号召五脏之气救水气之犯心也，治法当利湿分水。方用：

茯神　薏苡仁各一两　芡实　丁香各五钱　苍术　白术　人参各三钱　法制半夏　陈皮各一钱　吴茱萸三分　水煎服，二剂愈。

## 水结膀胱

此症目突口张，足肿气喘，人以为不治之症，不知膀胱与肾相为表里，膀胱之开合肾司其权，特通其肾气而膀胱自通矣。方用通肾消水汤。

熟地　山药　薏苡仁各一两　山茱萸钱半　茯神五钱　肉桂　牛膝各一钱　车前子三钱　水煎服

# 湿证门

## 黄证

此证外感之湿易治，内伤之湿难疗。外感者利水则愈，若内伤之湿泻水则气消，发汗则精泄，必健脾行气而后可也。方用：

白术　茯苓　薏苡仁各一两　茵陈　黑栀各三钱　陈皮五分　水煎服。

此方治内伤之湿，不治外感之湿，若欲多服去栀子。

## 痹证

此证虽因风、寒、湿而来，亦因元气之虚，邪始得乘虚而入，倘攻邪而不补正，则难愈矣。今于补正之中佐以去风、寒、湿之品，而痹如失矣。方用：

白术五钱　人参三钱　茯苓一两　柴胡　附子　半夏各一钱　陈皮五分　水煎服。

## 伤湿

此症恶湿，身重足肿，小便短赤。方用：

泽泻　猪苓各三钱　肉桂五分　茯苓　白术各五钱　柴胡　半夏　车前子各一钱　水煎服，一剂愈。

## 脚气

今人以五苓散去湿亦是正理，然不升其气，而湿未必尽去也，必须提气而水乃散也。方用：

黄芪一两　人参　白术各三钱　防风　肉桂　柴胡各一钱　薏苡仁　芡实　白芍各五钱　半夏二钱　陈皮五分　水煎服。

此方去湿之圣药，防风用于黄芪之中已足提气而去湿，又助之柴胡舒气，气自升腾，气升则水散，白术、茯苓、薏苡仁、芡实俱是去湿之品，有不神效者乎！

## 泄泻门

### 泻甚

一日五六十回倾肠而出，完谷不化，粪门肿痛，如火之热，苟无以救之，必致立亡。方用截泻汤：

薏苡仁　白芍各二两　山药　车前子各一两　黄连　茯苓各五钱　泽泻　甘草各二钱　人参三钱　肉桂三分　水煎服。

### 水泻

白术一两　车前子五钱　水煎服。

此方补肾健脾，利水去湿，治泻神效。

### 火泻

完谷不化，饮食下喉即出，日夜数十次，甚至百次，人皆知其热也。然而热之生也何故？生于胃中之水衰，不能制火，使胃土关门不守于上，下所以直进而直出也，论其势之急迫，似乎宜治其标，然治其标而不能使火之骤降，必须急补肾中之水，使火有可居之地，而后不致上腾也。方用：

熟地　白芍各三钱　山茱萸　茯苓　甘草　车前子各一两　肉桂三分　水煎服。

此乃补肾之药，非止泻之品，然而止泻之妙捷如桴鼓，世人安知此也。

### 水泻

此乃纯是下清水，非言下痢也。痢无止法，岂泻水亦无止法乎？故人患水泻者，急宜止遏。方用：

白术五钱　茯苓三钱　吴茱萸五分　车前子　五味子各一钱　水煎服。

## 泄泻吞酸

泄泻寒也，吞酸火也。似乎寒热殊而治法异矣，不知吞酸虽热由于肝气之郁结，泄泻虽寒由于肝木之克脾，苟用一方以治木郁，又一方以培脾土，土必大崩，木必大凋矣。不若一方而两治之为愈也。方用：

白芍五钱　柴胡　车前子各一钱　茯苓三钱　陈皮　甘草　神曲各五分　水煎服。

此方妙在白芍以舒肝木之郁，木郁一舒，上不克胃，下不克脾，又有茯苓、车前以分消水湿之气，则水尽从小便出，而有余之水以吞酸刺汁以泄泻哉。

## 痢疾门

### 火邪内伤辨

火邪之血色必鲜红，脉必洪缓，口必渴而饮冷水，小便必涩而赤浊；内伤之血色不鲜而紫暗，或微红淡白，脉必细而迟，或浮涩而空，口不渴，即渴而喜饮热汤，小便不赤不涩，即赤而不热不浊，此诀也。

### 痢疾

此症感湿热而成，红白相见，如脓如血，至危至急者也，苟用凉药止血，热药攻邪，俱非善治之法。方用：

白芍　当归各二两　枳壳　槟榔各二钱　滑石三钱　广木香莱菔子　甘草各一钱　水煎服，一二剂收功。

此方妙在用归芍至二两之多，则肝血有余不去克脾土，自然大肠有传送之功，加之枳壳、槟榔俱逐秽去积之品，尤能于补中用攻，而滑石、甘草、木香调达于迟速之间，不疾不徐，使瘀滞尽下也。其余些小痢疾减半用之无不奏功。此方不论红白痢疾，痛与不痛服之皆神效。

### 又方：

当归一两　黄芩酒洗七分　苍术　厚朴　大腹皮　陈皮各一钱水二碗煎一碗，顿服。

### 血痢

凡血痢腹痛者火也。方用：

归尾　白芍各一两　黄连三钱　枳壳　木香　莱菔子各二钱　水煎服。

### 寒痢

凡痢腹不痛者寒也。方用：

白芍　当归各三钱　枳壳　槟榔　甘草　莱菔子各一钱　水煎服。

前方治壮实之人，火邪挟湿者，此方治寒痢腹不痛者。更有内伤劳倦与中气虚寒之人，脾不摄血而成血痢者，当用理中汤加木香、肉桂，或用补中益气汤加熟地、炒干姜治之而始愈也。

经验久泻血痢，小腹作痛神效方。

秋梨四两　生姜五钱　椿树根皮一两　共捣烂夏布拧汁水，空心服之立愈。

## 大小便门

### 大便不通

此症人以为大肠燥也，谁知是肺气燥乎？盖肺燥则清肃之气不能下行于大肠，而肾经之水仅足自顾，又何能旁流以润涧哉！方用：

熟地　元参各三两　升麻三钱　牛乳一碗　火麻仁一钱　水二碗煎六分，将牛乳同调服之，一二剂必大便通。

此方不在润大肠而在补肾，大补肺，夫人肠居于下流最难独治，必须从肾以润之，从肺以清之，启其上窍则下窍自然流动通利矣，此下病上治之法也。

### 实证大便不通

大黄五钱　归尾一两　升麻五分　蜜半杯，水煎服。

此方大黄泻痢，当归以润之，仍以为君，虽泄而不致十分猛烈，不致有亡阴之弊，况有升麻以提之，则泄中有留，又何必过虑哉。

### 虚证大便不通

人有病后大便秘者，方用：

熟地　元参　当归各一两　川芎五钱　桃仁十粒　火麻仁一钱　红花　大黄各三分　蜜半杯，水煎服。

### 小便不通

膀胱之气化不行即小便不通，似宜治膀胱也，然而治法全不在膀胱。方用：

人参　茯苓　莲子各三钱　白果二钱　甘草一钱　肉桂　车前子　王不留各一钱　水煎服。

此方妙在用人参、肉桂，盖膀胱必得气化而出，气化何也？心包络之气也。既用参桂而气化行矣。尤妙在用白果，多不识此意，白果通任督之脉，走膀胱而引群药，况车前子、王不留尽下泄之品，服之而前阴有不利者乎。

### 又方：

熟地一两　山药　丹皮　泽泻　肉桂　车前子各一钱　山茱萸四钱　水煎服。

此不去通小便而专治肾水，肾中有水而膀胱之气自然行矣。盖膀胱之开合肾司其权也。

### 大小便不通

头发烧灰研末，用三指一捻，入热水半碗饮之立通。

### 又方：

蜜一茶杯，皮硝一两，黄酒一茶杯，大黄一钱，煎一处温服神效。

# 厥证门

## 寒厥

此证手足必青紫，饮水必吐，腹必痛，喜火熨之。方用：

人参三钱　白术一两　附子　肉桂　吴茱萸各一钱　水煎服。

## 热厥

此证手足虽寒而不青紫，饮水不吐，火熨之腹必痛，一时手足厥逆，痛不可忍，人以为四肢之风证也，谁知是心中热蒸外不能泄，故四肢手足则寒而胸腹皮热如火。方用：

柴胡三钱　当归　炒栀子　黄连各二钱　荆芥　半夏　枳壳各一钱　水煎服二剂愈。

## 又方：

白芍一两　黑栀三钱　陈皮　柴胡各一钱　天花粉二钱　水煎服。以白芍为君，取入肝而平木也。

## 尸厥

此证一时猝倒，不省人事，乃气虚而痰迷心也，补气化痰而已。方用：

人参　半夏　南星各三钱　白术五钱　附子五分　白芥子一钱水煎服。

## 又方：

苍术三两　水煎灌之必吐，吐后即愈。盖苍术阳药，善能祛风，故有奇效。

## 厥证

人有忽然发厥，闭目撒手，喉中有声，有一日死者，有二三日死者，此厥多犯神明，然亦素有痰气而发也，治法宜攻痰而开心窍。方用起迷汤：

人参　半夏各五钱　石菖蒲二钱　菟丝子一两　茯苓　皂荚　生姜各一钱　甘草三分　水煎服。

### 气虚猝倒

人有猝然而倒，昏而不悟，喉中有痰，人以为风也，谁知是气虚乎？若作风治无不死者。此证盖因平日不慎女色，精亏以致气衰，又加不慎起居，而有似乎风者，其实非风也。方用：

人参　黄芪　白术各一两　茯苓五钱　半夏二钱　白芥子三钱　石菖蒲　附子各一钱　水煎服。

此方补气而不治风，消痰而不耗气，一剂神定，二剂痰清，三剂痊愈。

### 阴虚猝倒

此证有肾中之水虚而不上交于心者，又有肝气燥不能生心之火者，此皆阴虚而能令人猝倒者也。方用再苏丹：

熟地二两　山茱萸　元参　麦冬　五味子各一两　茯苓五钱　柴胡　石菖蒲各一钱　白芥子三钱　水煎服。

此方补肾水滋肺气，安心通窍，泻火消痰，实有神功，十剂痊愈。

### 阳虚猝倒

人有心中火虚，不能下交于肾而猝倒者，阳虚也。方用：

人参　白术　生枣仁各一两　茯神五钱　附子　甘草各一钱　生半夏三钱　水煎服。药下喉则痰静而气出矣，连服数剂，则安然如故。

此证又有胃热不能安心之火而猝倒者，亦阳虚也。方用：

人参　元参各一两　石膏　天花粉各五钱　麦冬三钱　石菖蒲一钱　水煎服，一剂心定，二剂火清，三剂痊愈。

### 肾虚猝倒

人有口渴索饮，眼红气喘，心脉洪大，舌不能言，不可作气虚治，此乃肾虚之极，不能上滋于心，心火亢极，自焚闷乱，遂致身倒，有如中风者，法当补肾而佐以清火之药。方用水火两治汤。

熟地　当归　元参各一两　麦冬　生地　山茱萸　茯神各五钱　黄连　白芥子　五味子各三钱　水煎服，连服数剂而愈。

## 大怒猝倒

人有大怒跳跃忽然卧地，两臂抽搦，唇口㖞斜，左目紧闭，此乃肝火血虚，内热生风之症，当用八珍汤加丹皮、钩藤、山栀。若小便自遗，左关脉弦洪而数，此肝火血燥，当用六味汤加钩藤、五味子、麦冬、川芎、当归，愈后须改用补中益气汤加丹皮、山栀、钩藤多服。如妇人得此症则逍遥散加钩藤及六味汤便是治法。

## 中风不语

人有跌倒昏迷或自卧而跌下床者，此皆气虚而痰邪犯之也。方用三生引子：

人参一两　半夏生　南星生，各三钱　附子生，一个　水煎灌之。

此症又有因肾虚而得之者，夫肾主藏精，主下焦地道之生身，冲任二脉系焉，二脉与肾之大络同出于肾之下，起于胞之中，其冲脉因称胞络，为经脉之海，遂名海焉，其冲脉之上行者，渗诸阳，灌诸经；下行者渗诸阴，灌诸络，而温肌肉。别络结于蹻，因肾虚而肾络与胞内绝不通于上则暗，肾脉不上循喉咙挟舌本，则不能言，二络不通于下则痱厥矣。方用地黄饮：

熟地　巴戟天　山茱萸　茯苓　麦冬　肉苁蓉各一两　附子石菖蒲　五味子各五钱　石斛六钱　肉桂二钱　薄荷　姜　枣水煎服。

## 口眼㖞斜

此症人多治木治金固是，而不知胃土之为尤切，当治胃土，且有经脉之分，《经》云，"足阳明之经，急则口目为僻，臂急不能视"，此胃土之经为㖞斜也。又云，"足阳明之脉，挟口环唇"，口㖞唇斜，此胃土之脉为㖞斜也。二者治法皆当用黄芪、当归、人参、白芍、甘草、桂枝、升麻、葛根、秦艽、白芷、防风、黄柏、苏木、红花，水酒各半煎，微热服。如初起有外感者加葱白三茎同煎，取微汗自愈。

此症又有心中虚极，不能运于口耳之间，轻则㖞斜，重则不语。方用：

人参　茯苓　石菖蒲　白芍各三钱　白术五钱　半夏　肉桂各二

钱　当归一两　甘草一钱　水煎服二剂愈。

又治法，令一人抱住身子，又一人抱住㖞斜之耳轮，再令一人手摩其㖞斜之处，至数百下，使面上火热而后已，少顷口眼如故矣，最神效。

## 半身不遂

此症宜于心胃而调理之，盖心为天真神机开发之本，胃是谷府，充大真气之标，标本相得，则心膈开之，膻中、气海所留宗气，盈溢分布，五脏三焦，上下中外，无不周遍。若标本相失，不能致其气于气海，而宗气散矣。故分布不周于经脉则偏枯，不周于五脏则暗，即此言之，未有不因真气不周而病者也。法宜黄芪为君，参、归、白芍为臣，防风、桂枝、钩藤、竹沥、姜、韭、葛、梨、乳汁为佐治之而愈。若杂投乎乌、附、羌活之类以涸荣而耗卫，如此死者医杀人也。

## 半身不遂口眼㖞斜

方用人参　当归　白术各五钱　黄芪一两　半夏　干葛各三钱　甘草一钱　红花二钱　桂枝钱半　姜三片　枣二枚，水二杯煎服。

此症人多用风药治之，殊不冗功，此药调理气血故无不效。

## 痫证

此证忽然卧地，作牛、马、猪、羊之声，吐痰如涌泉者，痰迷心窍也，盖因寒而成，感寒而发也。方用：

人参　山药、半夏各三钱　白术一两　茯神　薏苡仁各五钱　肉桂　附子各一钱　水煎服。

## 又方：

人参　茯神各一两　白术五钱　半夏　南星　附子　柴胡各一钱　石菖蒲三分　水煎服，此本治寒狂之方，治痫亦效。

# 男科卷三

## 癫狂门

### 癫狂

此证多生于脾胃之虚寒，饮食入胃不变精而变痰，痰迷心窍，遂成癫狂，苟徒治痰而不补气，未有不死者也。方用：

人参　白芥子各五钱　白术一两　半夏三钱　陈皮　干姜　肉桂各一钱　甘草　石菖蒲各五分　水煎服。如女人得此证去肉桂加白芍、柴胡、黑栀治之亦神效。

### 发狂见鬼

此证气虚而中痰也，宜固其正气而佐以化痰之品。方用：

人参　白术各一两　半夏　南星各三钱　附子一钱　水煎服。

### 发狂不见鬼

此证是内热之症。方用：

人参　白芍　半夏各三钱　南星　黄连各二钱　陈皮　甘草　白芥子各一钱　水煎服。

### 狂证

此证有因热得之者，一时之狂也，可用白虎汤以泻火。更有终年狂而不愈者，或拿刀杀人，或骂亲戚不认儿女，见水大喜，见食大恶，此乃心气之虚而热邪乘之痰气侵之也。方用化狂汤：

人参　白术　茯神各一两　附子一分　半夏　菟丝子各三钱　石菖蒲　甘草各一钱　水煎服，一剂狂定。

此方妙在补心、脾、胃三经而化其痰，不去泻火。盖泻火则心气益伤而痰涎益盛，狂何以止乎？尤妙微用附子引补心消痰之品直入心中，则气易补而痰易消，又何用泻火之多事哉。

### 寒狂

凡发狂骂人，未渴索饮，予水不饮者，寒证之狂也。此必气郁不舒，怒气未泄，其人必性情过于柔弱不能自振者耳，宜补气消痰。方用：

人参　茯苓各一两　白术五钱　半夏　南星　附子　柴胡各一钱　石菖蒲三分　水煎服，药下喉，睡熟醒来病如失矣。

## 怔忡惊悸门

### 怔忡不寐

此证心经血虚也。方用：

人参　当归　茯神　麦冬各三钱　丹皮二钱　甘草　石菖蒲　五味子各一钱　生枣仁　熟枣仁各五钱　水煎服。

此方妙在用生、熟枣仁，生使其日间不卧，熟使其夜间不醒，又以补心之药为佐，而怔忡安矣。

### 心惊不安，夜卧不睡

此心病而实肾病也，宜心肾兼治。方用：

人参　茯苓　茯神　熟地　麦冬各三两　远志　生枣仁　白芥子各一两　砂仁　肉桂　黄连各五钱　山茱萸　当归各三两　石菖蒲三钱　蜜丸，每日下五钱，汤酒俱可。

此方治心惊不安与不寐耳，用人参、当归、茯神、麦冬足矣。即为起火不寐，亦不过用黄连足矣，何以反用熟地、山茱萸补肾之药，又加肉桂以助火？不知人之心惊乃肾气不入于心也，不寐乃心气不归于肾也。今用熟地、山茱萸补肾则肾气可通于心，肉桂以补命门之火，则肾气既温，相火有权，君火相得，自然上下同心，君臣合德矣。然补肾固是，而亦有肝气不上于心而成此症者，如果有之宜再加白芍二两兼补肝木，斯心泰然矣。

### 恐怕

入夜卧交睫则梦争斗，负败恐怕之状难以形容。人以为心病，谁知是肝病乎？盖肝藏魂，肝血虚则魂失养，故交睫若魇，此乃肝胆虚怯故负恐维多，此非大补不克奏功，而草木之品不堪任重，当以酒化鹿角胶大补精血，血旺则神自安矣。

## 神气不安

人有每卧则魂飞扬，觉身在床而魂离体矣。惊悸多魇，通夕不寐，人皆以为心病也，谁知是肝经受邪乎？盖肝气一虚，邪气袭之，肝藏魂，肝中邪，魂无依，是以魂飞扬而若离体也。法用珍珠母为君，龙齿佐之，珍珠母人肝为第一，龙齿与肝同类，龙齿、虎睛今人例以为镇心之药，讵知龙齿安魂，虎睛定魄，东方苍龙木也，属肝而藏魂，西方白虎金也，属肺而藏魄，龙能变化，故魂游而不定，虎能专静故魄止而有守，是以治魄不宁宜虎睛，治魂飞扬宜龙齿，药各有当也。

# 腰、腿、肩、臂、手、足疼痛门

## 满身皆痛

手足、心腹一身皆痛，将治手乎？治足乎？治肝为主。盖肝气一舒诸痛自愈，不可头痛救头，足痛救足也。方用：

柴胡　甘草　陈皮　栀子各一钱　白芍　薏苡仁　茯苓各五钱　当归　苍术各二钱　水煎服。

此逍遥散之变化也，舒肝而又去湿去火，治一经而诸经无不愈也。

## 腰痛

痛而不能俯者湿气也。方用：

柴胡　泽泻　猪苓　白芥子各一钱　防己二钱　肉桂　山药各三钱　白术　甘草各五钱　水煎服。

此方妙在入肾去湿，不是入肾而补水。初痛者一二剂可以奏功，日久必多服为妙。

## 腰痛

痛而不能直者风寒也，方用逍遥散加防己二钱一剂可愈。若日久者，当加杜仲一两，改白术二钱，酒煎服十剂而愈。

### 又方：

杜仲（盐炒）一两　补骨脂（盐炒）五钱　熟地　白术各三两　核桃仁二钱　蜜丸，每日空心白水送下五钱，服完可愈。如未痊愈，再服一料可愈。

## 腰痛

凡痛而不止者，肾经之病，乃脾湿之故。方用：

白术四两　薏苡仁三两　芡实二两　水六杯煎一杯一气饮之。此方治梦遗之病亦神效。

## 腰腿筋骨痛

方用养血汤：

当归　生地　肉桂　牛膝　杜仲各一钱　川芎五分　甘草三分山茱萸　土茯苓各二钱　核桃二个　补骨脂　茯苓　防风各一钱水、酒煎服。

## 腰痛足亦痛

方用：

黄芪半斤　防风　茯苓各五钱　薏苡仁五两　杜仲一两　车前子三钱　肉桂一钱　水十碗煎二碗，人酒以醉为主即愈。

腰足痛明系是肾虚而气衰，更加之湿自必作楚，妙在不补肾而单益气，盖气足则血生，血生则邪退，又助之薏苡仁、茯苓、车前之类去湿，湿去而血活矣。况又有杜仲之健肾，肉桂之温肾，防风之荡风乎！

## 腿痛

身不离床褥伛偻之状可掬，乃寒湿之气侵也，方用：

白术五钱　芡实二钱　茯苓　草薢各一两　肉桂一钱　杜仲三钱薏苡仁二两　水煎，日日服之，不必改方，久之自奏大功。

## 两臂肩膊痛

此手经之病，肝气之郁也。方用：

当归　白芍各三两　柴胡　陈皮各五钱　羌活　白芥子　半夏

秦艽各三钱　附子一钱　水六杯煎三沸取汁一杯，入黄酒服之，一醉而愈。

此方妙在用白芍为君，以平肝木，不来侮胃，而羌活、柴胡又去风直走手经之上，秦艽亦是风药而兼附子攻邪，邪自退出，半夏、陈皮、白芥子祛痰圣药，风邪去而痰不留，更得附子无经不达而其痛如失也。

### 手足痛

手足肝之分野，而人乃为脾经之热，不知散肝木之郁结，而手足之痛自去。方用逍遥散加栀子二钱　半夏　白芥子各二钱水煎服二剂，其痛如失。

盖肝木作祟脾不敢当其锋，气散于四肢，结而不伸，所以作楚，平其肝气则脾气自舒矣。

### 胸背、手足、颈项、腰膝痛

筋骨牵引，坐卧不得，时时走易不定。此是痰涎伏在心膈上下，或令人头痛，夜间喉中如锯声，口流涎唾，手足重腿冷，治法用控涎丹，不足十剂其病如失矣。

### 背骨痛

此症乃肾水衰耗，不能上润于脑，则河车之路干涩而难行，故作痛也。方用：

黄芪　熟地各一两　山茱萸四钱　白术　防风各五钱　五味子一钱　茯苓三钱　附子一分　麦冬二钱　水煎服。

此方补气补水，去湿去风，润筋滋骨，何痛之不愈哉。

### 腰痛兼头痛

上下相殊也，如何治之乎？治腰乎？治头乎？谁知是肾气不通乎！盖肾气上通于脉，而脑气下达于肾，上下虽殊而气实相通，法当用温补之药，以大益其肾中之阴，则上下之气通矣。方用：

熟地一两　杜仲　麦冬各五钱　五味子二钱　水煎服，一剂即愈。方内熟地、杜仲肾中之药也，腰痛是其专功，今并头而亦愈者何也？盖头痛是肾气不上达之故，肾补肾之味，则肾气旺而上通于脑，故腰不痛而头亦不痛矣。

## 心腹痛门

### 心痛辨

心痛之症有二：一则寒气侵心而痛；一则火气侵心而痛。寒气侵心者，手足反温；火气焚心者，手足反冷，以此辨之最得。

### 寒痛

方用：

良姜　白术　草乌　贯仲各三钱　甘草　肉桂各一钱　水煎服。

### 热痛

方用：

黑栀三钱　白术五钱　甘草　半夏　柴胡各一钱　水煎服。

心不可使痛，或寒或火皆冲心包耳。

### 久病心痛

心乃神明之君，一毫邪气不可干犯，犯则立死，经年累月而痛者，邪气犯心包络也。但邪有寒热之辨，如恶寒见水如仇，火熨之则快，此寒邪也。方用：

苍术二钱　白术五钱　当归一钱　肉桂　良姜各一钱　水煎服。

### 久病心痛

如热邪犯包络，见火喜悦，手按之而转痛者，热气犯心包络也。方用：

白芍一两　黑栀　当归　生地各三钱　陈皮八分　水煎服。

寒热二证皆责之于肝也，肝属木，心属火，木衰不能生火，则包络寒，补肝而邪自退，若包络之热由于肝经之热，泻肝而火自消矣。

### 腹痛

痛不可忍，按之愈痛，口渴饮以凉水则痛少止，少顷依然大痛，此火结在大小肠也，若不急治，一时气绝。方用定痛如神汤。

黑栀　苍术各三钱　甘草　厚朴各一钱　茯苓一两　白芍五钱
水煎服。

此方舒肝经之气，利膀胱之水，泻水逐瘀再加大黄一钱，水煎服，勿迟。

## 腹痛

肠中有痞块，一时发作而痛，不可不按者。方用：

白术二两　枳实一两　马粪（炒黑）五钱　好酒煎服。

## 冷气心腹痛

方用火龙丹：

硫黄醋制一两　胡椒一钱　白矾四钱　醋打荞面为丸，如桐子大，每服二十五丸，米汤下。

## 胃气痛

人病不能饮食，或食而不化作痛、作满，或兼吐泻，此肝木克脾土也。方用：

白芍　当归　柴胡　茯苓各二钱　甘草　白芥子各一钱　白术三钱　水煎服。

有火加栀子二钱；无火加肉桂一钱；有食加山楂三钱；伤面食加枳壳一钱、麦冬一钱；有痰加半夏一钱。有火能散，有寒能驱，此右病而左治之也。

## 麻木门

### 手麻木

此乃气虚而寒湿中之，如其不治三年后必中大风。方用：

白术　黄芪各五钱　陈皮　桂枝各五分　甘草一两

### 手麻

十指皆麻，面目失色，此亦气虚也，治当补中益气汤加木香、麦冬、香附、羌活、乌药、防风，三剂可愈。

### 手足麻木

四物汤加人参、白术，茯苓、陈皮、半夏、桂枝、柴胡、羌活、防风、秦艽、牛膝、炙甘草、干姜、大枣引，煎服四剂愈。

### 木

凡木是湿痰死血也，用四物汤加陈皮、半夏、茯苓、桃仁、红花、白芥子、甘草、竹沥、姜汁，水煎服。

### 腿麻木

方用导气散：

黄芪二钱　甘草钱半　青皮一钱　升麻　柴胡　归尾　泽泻各五分　陈皮八分　红花少许，水煎温服，甚效。

### 两手麻木，困倦嗜卧

此乃热伤元气也，方用益气汤：

人参　甘草各一钱　黄芪二钱　炙草五分　柴胡　白芍各七分　五味子三十粒　姜三片　枣二枚　水煎热服。

### 浑身麻木

凡人身体麻木不仁，两目羞明怕日，眼涩难开，视物昏花，睛痛。方用神效黄芪汤：

黄芪　白芍各一钱　陈皮五钱　人参八分　炙草四分　蔓荆子二分　如有热加黄柏三分，水煎服。

### 麻木痛

风、寒、湿三气合而成疾，客于皮肤肌肉之间，或痛或麻木。方用：

牛膝胶二两　南星五钱　姜汁半碗　共熬膏摊贴，再以热鞋底熨之，加羌活、乳香、没药更妙。

### 足弱

此症不能步履，人以为肾水之虚，谁知由于气虚而不能运动乎！方用补中益气汤加牛膝、人参各三钱　金石斛五钱　黄芪一两水煎服。

## 筋缩

凡人一身筋脉不可有病，病则筋缩而身痛，脉涩而体重，夫然筋之舒在于血和，而脉之平在于气足，故治筋必先须治血，而治脉必先须补气，人若筋急挛缩伛偻而不能直立者，皆筋病也。方用：

当归一两　白芍　薏苡仁　生地　元参各五钱　柴胡一钱　水煎服。

此方妙在用柴胡一味，人于补药之中，盖血亏则筋病，用补药以治筋宜矣，何又用柴胡？夫肝为筋之主，筋乃肝之余，气不顺筋自缩急，今用柴胡以舒散之，郁气既除而又济之以大剂补血，则筋得其养矣。

### 胁痛门

## 两胁有块

左胁有块作痛是血死也，右胁有块作痛是食积也，遍身作痛，筋骨尤甚，不能伸屈，口渴、目赤、头眩、痰壅、胸不利，小便短赤，夜间殊甚，又遍身作痒如虫行，人以为风也。谁知是肾气虚而热也，法用六味地黄汤加栀子、柴胡，乃是正治也，三剂见效。

### 左胁痛

左胁痛肝经受邪也。方用：

黄连　吴茱萸（炒）二钱　柴胡　当归　青皮　桃仁（研）各一钱　川芎八分　红花五分　水煎食远服。有痰加陈皮、半夏。

### 右胁痛

此是邪人肺经也。方用：

片姜黄　枳壳各二钱　桂心二分　炙甘草　陈皮　半夏各五分水煎服。

### 左右胁俱痛

方用：

柴胡　川芎　青皮　枳壳　香附　龙胆草　当归　砂仁　甘草木香　姜水煎服。

## 两胁走注

两胁走注痛而有声者痰也，方用二陈汤去甘草加枳壳、砂仁、广木香、川芎、青皮、苍术、香附、茴香，水煎服。

## 胁痛身热

此劳也，用补中益气汤加川芎、白芍、青皮、砂仁、枳壳、茴香、去黄芪，水煎服。

## 胁痛

此乃肝病也，故治胁痛必须平肝，平肝必须补肾，肾水足而后肝气有养，不治胁痛而胁痛自平也。方用肝肾兼资汤。

熟地　当归各一两　白芍二两　黑栀一钱　山茱萸五钱　白芥子甘草各三钱　水煎服。

## 胁痛咳嗽

咳嗽气急，脉滑数者，痰结痛也。方用：

瓜蒌仁　枳壳　青皮　茴香　白芥子　水煎服。

### 浊淋门附肾病

## 二浊五淋辨

浊淋二证，俱小便赤也。浊多虚，淋多实。淋痛浊不痛为异耳。浊淋俱属热证。惟其不痛大约属湿痰下陷及脱精所致；惟其有痛大约纵淫欲火动强留败精而然，不可混治。

## 淋证

方用五淋散：

淡竹叶二钱　赤茯苓　荆芥穗各一钱　车前子五钱　灯心一钱水煎服。

## 浊证

方用清心莲子饮：

石莲子　人参各二钱半　炙甘草二钱　麦冬　黄芪　地骨皮　车前子各一钱半　甘草五分　赤茯苓二钱　水煎服。

# 肾病门

## 阳强不倒

此虚火炎上而肺气不能下行故耳，若用黄柏、知母煎汤饮之立时消散，然自倒之后终年不能振起，亦非善治之法也。方用：

元参 麦冬各三两 肉桂三分 水煎服。

此方妙在用元参以泻肾中之火，肉桂入其宅，麦冬助肺金之气清肃下行，以生肾水，水足则火自息矣，不求倒而自倒矣。

## 阳痿不举

此症乃平日过于琢削，日泄其肾中之水，而肾中之火亦因之而消亡，盖水去而火亦去，必然之理，有如一家人口厨下无水，何以为炊？必有水而后取柴炭以煮饭，不则空铛也。方用：

熟地一两 山茱萸四钱 远志 巴戟天 肉苁蓉 杜仲各一钱 肉桂 茯神各一钱 人参三钱 白术五钱 水煎服。

## 尿血又便血

便血出于后阴，尿血出于前阴，最难调治。然总之出血于下也。方用：

生地一两 地榆三钱 水煎服，二症俱愈。

盖大小便各有经络，而其症皆因膀胱之热也。生地、地榆俱能清膀胱之热，一方而两用之也，盖分之中有合。

## 疝气

方用去铃丸：

大茴香 姜汁各一斤 将茴香入姜汁内浸一宿，入青盐二两同炒红为末，酒丸桐子大，每服三十丸，温酒米汤送下。

## 肾子痛

方用：

泽泻 陈皮 赤苓各一钱 丹皮 小茴香 枳实 吴茱萸 苍术各五钱 山楂 苏梗各四分 姜水煎服

### 又方：

大茴香（酒炒）　小茴香（酒炒）　赤石脂（煅）　广木香各等分　乌梅肉捣烂为丸，如桐子大，空心每服十五丸，葱酒送下立效。

### 偏坠

方用：

小茴香　猪苓等分　微炒为末，空心盐水冲服。热盐熨之亦甚效。

## 杂　方

### 病在上而求诸下

头痛、目痛、耳红、腮肿一切上焦等症。除清凉发散正治外，人即束手无策，而不知更有三法。如大便结，脉沉实者用酒蒸大黄三钱微下之，名釜底抽薪之法；如大便泻，脉沉足冷者宜六味地黄汤加牛膝、车前、肉桂；足冷甚者加熟附子，是冷极于下而迫其火之上升也，此名导龙入海之法；大便如常，脉无力者，用牛膝、车前引下之，此名引火归源之法也。

### 病在下而求诸上

凡治下焦病用本药不愈者，须从上治之。如足痛、足肿，无力，虚软，膝疮红肿，用木瓜、薏苡仁、牛膝、防己、黄柏、苍术之品不效者，定是中气下陷，湿热下流，用补中益气升提之；如足软不能行而能食，名曰痿证，宜清肺热；如治泄泻用实脾利水之剂不效者，亦用补中益气去当归加炮姜、苍术，脉迟加肉豆蔻、补骨脂；如尿血用凉血利水药不效，用清心莲子饮，若清心不止，再加升麻；如治便血用止涩之药不效或兼泄泻，须察其脉，如右关微或数大无力是脾虚不摄血，宜六君子汤加炮姜，若右关沉紧是饮食伤脾不能摄血，加沉香二分；右寸洪数是实热在肺，宜清肺，麦冬、花粉、元参、枯芩、桔梗、五味子、枳壳等味。

## 疮毒

方用如神汤：

银花　当归　蒲公英各一两　荆芥　连翘各一钱　甘草三钱
水煎服。

## 头面上疮

方用：

银花二两　当归一两　川芎五钱　桔梗三钱　黄芩一钱　蒲公英
三钱　甘草五钱　水煎服，二剂全消。

头疮不可用升提之药，最宜用降火之品，切记之。

## 身上手足之疮疽

方用：

银花　甘草　蒲公英各三钱　牛子二钱　花粉五钱　当归一两
芙蓉叶（无叶用根）七片　水煎服。

## 统治诸疮

方用：

天花粉　甘草　银花　蒲公英　水煎服，二剂痊愈。

此方消毒大有奇功，诸痈诸疽不论部位皆治之。

## 黄水疮

方用：

雄黄、防风煎汤洗之即愈。

## 手汗

方用：

黄芪　干葛各一两　荆芥　防风各三钱　水煎盈盆热熏温洗，三
次愈。

## 饮砒毒

用生甘草三两加羊血半碗和匀饮之，立吐而愈。若不吐速用大
黄二两、甘草五钱、白矾一两、当归三两，水煎数碗饮之，立时大
泻即生。

### 补肾

方用：

大青盐、菝葜七寸煮核桃。

### 嚏喷法

方用：

生半夏为末，水丸绿豆大，入鼻孔必嚏喷不已，用水饮之立止。通治中风不语及中恶中鬼俱妙。

### 破伤风

方用：

蝉蜕去净头足为末五钱，用好酒一碗煎滚入末调匀，服之立生。

### 又方：

生麻油　头发　马尾罗底　羊粪蛋各等分，共为末，黄酒冲服。

### 疯狗咬伤

方用：

手指甲焙黄为末，滚黄酒冲服，发汗即愈。忌床事百日。

# 傅氏外科

# 上卷

## 背痈论

人有背心间先发红瘰，后渐红肿，此发背之兆也，最为可畏。古人云："外大如豆，内大如拳；外大如拳，内大如盘。"言其外小而内实大也。然而痈疽等毒，必先辨其阴阳：有先阴而后阳者，有先阳而后阴者，有先后俱阴者，有先后俱阳者。阳证虽重而实轻，阴证虽轻而实重。先阴而变阳者生，先阳而变阴者死。病症既殊，而何以辨之也？阳证之形，必高突而肿起；阴证之形，必低平而陷下。阳证之色必纯红，阴证之色必带黑。阳证之初起必痛，阴证之初起必痒。阳证之溃烂必多脓，阴证之溃烂必多血。阳证之收口，身必轻爽；阴证之收口，身必沉重。至于变阴变阳，亦以此消息之，断断不差矣。倘见红肿而高突者，乃阳证之痈也，乘其内毒初起，毒尤未化，急以败毒之药治之，可随手而解也。发背而至于横决者，皆因循失治，以至于破败而不可救，阳变阴者多矣。救痈如救火，宜一时扑灭，否则延烧屋庐，不尽不止，切勿视为阳证无妨，而轻缓治之也。方用急消汤：

忍冬藤二两　紫花地丁一两　天花粉　桔梗　青蒿　甘草　茜草　甘菊花各三钱　贝母二钱　黄柏一钱

水煎服，一剂轻，二剂又轻，三剂全消，不必四剂也。此方消阳毒之初起者最神，既无迅烈之虞，又有和解之妙。世人不知治法，谓阳毒易于祛除，孟浪用虎狼之药，虽毒幸消散，而真元耗损于无形，往往变成别病，乃医者成之也。何若此方王霸并施，有益无损之为妙哉。

**秘诀：**

背痈急消两地丁，花粉三钱与桔梗，

　　　　蒿草茜菊同上用，忍冬二两齐煎冲，

　　　　贝母二钱钱黄柏，初起三剂见奇功。

　　方用神散阳痈汤亦效：

　　车前子　贯众　甘草　天花粉　赤茯苓各五钱　生地一两　柴胡一钱　羌活二钱　黄芩　紫菀各三钱

　　水煎服，一剂消大半，二剂全消矣。

　　**秘诀：**

　　　　神散阳痈阳疽用，急投车前与贯众，

　　　　甘粉赤苓各五钱，生地一两柴钱攻，

　　　　羌活二钱苓菀三，服止两剂可奏功。

　　人有背心发瘰痒甚，已而背肿如山者，隐隐发红晕如盘之大，此阴痈初起之形象也，最为可畏，非前证阳痈可比。盖阳证有可救之术，而阴岂尤町生之理？亦在救之得法否耳。盖阴痈之证，必正气大虚，邪得而入之也。设正气不虚，邪将安入？故救阴痈之证，必须大用补气补血之药，而佐之散郁散毒之品，则正旺而邪自散矣。方用变阳汤：

　　金银花八两　人参　黄芪各二两　附子一钱　黑荆芥二钱　天花粉　甘草各五钱　白芍一两　柴胡二钱

　　水十碗，煎汁二碗，先服一碗后，少缓，再服一碗，服后阴必变阳而作痛；再一剂而痛亦消，再服一剂而痊愈，竟消灭于无形也。然而世人不至皮破血流，断不肯信，谁能用此等之药，以治发背之阴痈乎？无论病人不肯服，即医生亦不旨用。或医生知用此治疗，而病人之家亦不肯信，往往决裂溃烂，疮口至如碗大而不可收拾，始追悔参芪之迟用，晚矣！余所以既论此证，又多戒辞，劝人早服此方，万不可观望狐疑，以丧人命也。盖阳毒可用攻毒之剂，而阴毒须用补正之味。此方用人参、黄芪以补气，气旺则阴幽之毒，不敢入心肺之间。而金银花性补，善解阴毒，得参芪而其功益大。然非得附子则不能直入阴毒之中，而又出阴毒之外。毒深者害深，又益以甘草以解其毒。然而毒结于背者，以气血之壅也，壅极者，郁之极也，故加柴胡、荆芥、白芍、天花粉之类，消其痰而通其滞，开其郁而引其经，自然气宣而血活，痰散而毒消矣。

**秘诀：**

> 变阳阴疽初起方，银八参芪二附钱，
>
> 荆芥三钱炒黑用，花粉五钱同在甘，
>
> 白芍一两柴二钱，变阳三剂自无难。

此症用锦庇汤亦效：

茯苓 甘草各一两 黄芪三两 黑荆芥 天花粉 肉桂 贝母各二钱 锦地罗五钱

水煎服，一剂而散大半，三剂痊愈。

**秘诀：**

> 气血壅滞用锦庇，苓草一两三两芪，
>
> 荆芥粉桂各三钱，贝母二钱研去心，
>
> 地罗五钱同煎服，三剂阴毒去十分。

人有背痈溃烂，洞见肺腑，疮口黑陷，身不能卧，口渴思饮者，人以为阳证之败坏也，谁知是阴虚而不能变阳乎？夫背痈虽有阴阳之分，及至溃烂之后，宜补内而不宜消外，则阴阳之证一也。溃烂而至于肺腑之皆见，此乃从前失补之故，使毒蕴而延烧，将好肉尽化为瘀肉耳。肉瘀自必成为腐肉，而腐则必洞见底黑，此等症候，九死一生之兆也。倘胃气健而能食者，犹可救疗；倘见食即恶者，断无生理。虽然能用参、芪、归、熟，亦往往有可生者，正不可弃之而不救也。方用转败汤：

金银花 白术各四两 肉桂 远志各三钱 茯苓二钱 熟地 人参 黄芪 麦冬各二两 当归一两 山茱萸二两 五味子一钱

水煎服，一剂而胃气大开者，即可转败为功也。倘饮之而稍能健饭，亦在可救。惟饮之而杳无应验者，是胃气已绝也，不必再治之矣。或饮之而饱闷，少顷而稍安者，亦有生机。此方补其气血，而更补其肺肾之阴。盖阴生则阳长，阴阳生长，则有根易于接续，而后以金银花解其余毒，则毒散而血生，血生而肉长，肉长而皮合，必至之势也。倘日以解毒为事，而不补气血之阴阳，则阴毒不能变阳，有死而已，可胜悲叹哉！

秘诀：

　　背痈危症转败汤，银花白术四两尝，

　　桂志茯苓各三钱，二两熟地参与芪，

　　麦冬山萸量同上，归两味钱一剂良。

此症方用变阳汤亦可效：

黄芪三两　当归　山药各二两　肉桂五钱　半夏三钱　人参　茯苓各一两　锦地罗五钱　甘草三钱　水煎服，四剂愈。

秘诀：

　　阴毒不起变阳汤，三两黄芪二两当，

　　二两山药五钱桂，三钱半夏草同尝，

　　一两参苓五钱锦，四剂毒化病自康。

人有背痈将愈，而疮口不收，百药敷之，绝无一验者，人以为余毒之末尽也，谁知是阴虚而不能济阳乎？夫痈疽初起则毒盛，变脓则毒衰，脓尽则毒化矣。疮口之不收者，乃阴气之虚，非毒气之旺也。世人不知治法，尚以败毒之药攻之，是已虚而益使之虚也，欲求肌肉之长，何可得乎？然亦有用补法治之而未效者，何也？以但用阳分之药以补其阳，而不用阴分之药以补其阴故也。盖独阴不长，而独阳亦不生也。凡痈疽至脓血已净，则阴必大虚。若止补其阳，则阳旺阴虚，阴不能交于阳矣。虽阳有济阴之心，而阴无济阳之力，所以愈补阳而阴愈虚，则疮口愈难合矣。治之法，必须大补其阴，使阴精盛满，自然能灌注于疮口之中，不用生肌外敷之药，而疮口之肉则内生矣。方用生肤散：

人参五钱　焦白术五钱　熟地二两　肉桂一钱　忍冬藤一两麦冬一两　当归一两　山茱萸一两

水煎服，二剂而肉自长，又二剂而疮口自平，又二剂而痊愈矣。此方补阴之药多于补阳，使阴胜于阳也。然而补阳之药，仍是补阴之助，以其能入于阴之中，而交于阳之内也。忍冬藤非特其能解余毒，尚取其能领诸药至于疮间也。

秘诀：

　　　　疮口不收生肤散，人参焦术整五钱，

　　　　二两熟地一钱桂，忍冬麦归一两山，

　　　　水煎连来六剂服，生肌长肉自不难。

此症方用收肌饮亦效：

白术　熟地各二两　人参　山茱萸　麦冬　当归各一两　甘草三钱　肉桂二钱　菊花　天花粉各三钱

水煎服，切戒房事一月，否则变生不测矣。

秘诀：

　　　　收肌二两术熟地，一两参芪麦当归，

　　　　草桂菊花各三钱，花粉三钱服四剂。

人有背痈长肉，疮口平满，忽然开裂流水者，人以为疮口之肉未坚也，谁知是色欲恼怒之不谨乎？大凡疮痈之证，最忌者房事，其次者恼怒也。犯恼怒者，新肉有开裂之虞，犯房事者，新肉有流水之患，然此犹些小之疮节也。其在背痈，犯恼怒者不过疾病，而犯房事者必致死亡！其疮口开裂者，必然色变紫黑；而流水者，必然肌肉败坏矣。当是时，必须急补气血，万不可仍治其毒。盖前毒未尽，断难收口，既经收口，复至朽坏，实新肉不坚，而自决裂也。况发背新愈之后，其精神气血，尽皆空虚，所以交合泄精，遂至变出非常，舍补气血，又安求生再活乎？然而即补气血，以些小之剂，欲收危乱之功，无异大厦倾颓，岂一木所能支哉？故又须大剂补之而后可。方用定变回生汤：

人参四两　黄芪三两　山茱萸　茯苓各一两　忍冬藤　麦冬　白术　当归各二两　五味子三钱　肉桂二钱

水煎服，一剂而肉不腐，二剂而肉生，三剂而皮合，四剂而疮口平复矣。切戒再犯，再犯无不死者，即再服此方，亦无益也，可不慎乎？此方实救疮疡坏症之仙丹，不止疗发背愈后犯色怒之败腐也。人疑泄精以致决裂，宜用熟地以大补之，何故反置而不用？以熟地补阴最缓，而症犯实急，所以舍熟地而用气血之药，急拯其危，非熟地不可用而轻弃之也。此方服数剂之后，各宜减半，而多加熟地，以为善后之计可耳。

**秘诀：**

> 怒欲疮裂回生方，人参四两芪三两，
>
> 黄苓一两桂二钱，忍冬麦术二两当，
>
> 五味三钱四平复，再犯色戒定不长。

此症汤用补缝饮亦佳：

人参　熟地　白术各二两　当归　麦冬各一两　山药五钱　肉桂二钱　附子一钱　白芍五钱　五味子二钱

水煎服，十剂愈。

**秘诀：**

> 前方既用服此药，参术熟地二两著，
>
> 归麦一两药五钱，桂二附一五钱芍，
>
> 惟有五味用三钱，服之十剂可安乐。

人有夏月生背痈，疮口不起，脉大无力，发热作渴，自汗盗汗，方用参芪大补之剂，更加手足逆冷，大便不实，喘促呕吐者，人以为火毒太甚也，谁知是元气太虚，补不足以济之乎？夫痈分阴阳，疮口不起者，乃阴证而非阳证也。脉大似乎阳证，大而无力，非阴而何？发热作渴，此水不足以济火，故随饮随汗也。既是阴证似阳，用参芪阳药以助阳，正气足以祛阴而返阳矣，何以愈补而反作逆冷呕吐之状也？此阴寒之气甚盛，而微阳之品力不能胜耳。非助之以附子辛热之品，何能斩关入阵，以涤荡其阴邪哉！方用助阳消毒汤：

人参八两　黄芪一斤　当归　白术各四两　附子　陈皮各五钱

水煎成膏，分作两次服，凡自汗盗汗、逆冷呕吐诸症，俱可顿除。连服数剂，疮起而溃减半，又用数剂而愈。此方非治痈之法也，然以治痈之法而轻治此等之症，鲜不立亡，可见治痈而不可执也。大约阳痈可服消毒化疾之药，而阴痈不可用消毒化痰之药，舍痛从症，实治痈之变法，医者不可不知也。

秘诀：

夏月喘促背生疮，盗汗冷逆方无阳，

急取消毒参八两，一斤黄芪四两当，

白术亦四附五钱，陈皮二剂分服康。

此症方用起陷丹亦效：

人参　白术　熟地各二两　附子一钱　当归　麦冬各一两　五味子　肉桂各二钱　山药　白芍各五钱

水煎服，连服十剂愈。

秘诀：

补虚起陷用参术，二两熟地一钱附，

归麦一两味三钱，肉桂二钱山芍五，

若能一连服十剂，疮口下陷患自除。

人有背生痈疽、溃烂之后，或发热，或恶寒，或作痛，或脓多，或流清水，自汗盗汗，脓成而不溃，口烂而不收，人以为毒气之未尽也，谁知是五脏亏损，气血太虚之故乎？凡人气血旺盛，阴阳和平，何能生毒？惟其脏腑内损，而后毒气得以内藏，久之外泄，及至疮痈发出，其毒自不留内。然而脏腑原虚，又加流脓流血，则已虚而益虚矣。观其外而疮口未敛，似乎有余；审其内而气血未生，实为不足。治之法，当全补而不宜偏补，恐脏腑致有偏胜之虞也。方用十全大补汤最妙，以其合气血而全补之耳。然而用之往往不救者，非方之不善也，乃用方之不得其法耳。夫背痈何等之症，岂寻常细小之剂所能补之乎？故必须多其分两，大剂煎服，始克有应验之效。余因酌定一方，以求正于同人：

人参　当归各一两　黄芪　熟地各二两　白芍　茯苓　白术各五钱　肉桂二钱　川芎　甘草各三钱

水煎服，一剂有一剂之效也。世疑此方绝不败毒，如何化毒而生肉也？不知痈疽未溃之前，以化毒为先；既溃之后，以补正为急。即有余毒未尽，不必败毒也。盖败毒之药，非寒凉之品，即消耗之味也。消耗则损人真气，寒凉则损人胃气。真气损则邪气反盛，胃气伤则谷气全无，何能生肌长肉哉？惟十全大补汤专补真气，以益胃气，故能收全效耳。且此方不特治背痈之未溃，即疮疡之已溃者，皆宜用之，惜世人未知之也。

**秘诀：**

> 还有人参一两当，黄芪熟地整二两，
>
> 白芍茯苓术五钱，桂二芎草三钱当，
>
> 此是十全大补剂，自然毒化气血刚。

此症或疑十全大补汤无化毒之品，又有加减十全大补汤亦可用，备载于后。

人参　白术　当归　熟地　麦冬各一两　甘草　五味子　锦地罗各三钱　茯苓五钱　黄芪二两

水煎服。

**秘诀：**

> 加减大补亦妙方，参术归地麦两囊，
>
> 甘味地罗俱三钱，茯苓五钱芪二两。

## 肺痈论

人有胸膈之间作痛，咳嗽之时，更加痛极，手按痛处，尤增气急者，人以为肺经生痈也，谁知是肺热以成痈乎？夫肺为娇脏，药石之所不能到者也，故为治甚难。肺受热害，既已成痈，将何法以疗之乎？治之法，似宜泻火以救肺，然而肺药不可入，而肺之母为脾，脾经未尝不受药也。肺之克为肝，肺之贼为心，二经未尝不受药也。补其脾经之土，则土能生金也。平其肝经之木，则金不能克木也。清其心经之火，则火不来刑金也。三经皆有益于肺而无损乎金，则肺气得养，而后以消毒之品，直解其肺中之邪，何患肺痈之不治乎？方用全肺汤：

金银花五两　麦冬二两　玄参三两　甘草五钱　天花粉　茯苓各三钱　白芍二钱

水煎服，一剂而痛减，二剂而内消矣。大凡肺痈之症，必须内消，而不可令其出毒。内消之法，总不外脾、肝、心三经治之，而别无求消痈之道也。或曰：肺之子肾也，独不可治肾以消痈乎？不知肺痈之成，虽成于火烁肺金之液，实因肺气之自虚也。补肾虽能使肺气不来生肾，惟是肺肾相通，补肾之水恐肺气不降，而火毒反不能速散，不若止治三经，使肺气得养，自化其毒，不遗于肾之为妙也。

**秘诀：**

  肺金生痈五两金，麦冬二两三玄参，

  甘草五钱三花粉，苓芍亦然痈自泯。

此症方用地罗甘桔玄冬汤亦效：

  麦冬 玄参各二两 甘草一两 锦地罗一两 桔梗五两 贝母五钱

水煎服，二剂愈。

**秘诀：**

  又有二两麦玄参，一两甘草一两锦，

  桔梗贝母五钱研，二剂毒化妙如神。

人有胸膈作痛，咳嗽吐痰，更觉疼痛，手按痛处，痛不可忍，咽喉之间，先闻腥臭之气，随吐脓血，此肺痈不独已成，而且破矣。夫肺痈未破者易于消，已破者难于治，以脓血未能遽消耳。然治之得法，亦不难也。盖肺之所以生痈者，因肺之火不散也。然肺火之来，因肺气之虚也。肺虚而后火留于肺，火盛而后肺结为痈，不补虚而散火，而未成形者何以消，已成形者何以散，即溃烂者又何以愈哉？是虚不可不补，而补虚者将补何脏乎？必须补肺气之虚，而肺不能直补其气，补脾胃之虚，则肺气自旺矣。今痈已破矣，多吐脓血，则肺气愈虚，虽毒气犹存，不可泻其毒气，于补气之中而行其攻散之法，则毒易化而正气无伤也。方用完肺饮：

  金银花 人参 玄参各二两 天花粉三钱 蒲公英五钱 甘草三钱 桔梗 黄芩各一钱

水煎服，一剂而脓必多，二剂而脓渐少，三剂而痛轻，四剂而又轻，五剂而疼痛、脓血亦止也，六剂而奏全功矣；此方补胃中之气，而即泻胃中之火，胃气旺而肺气自不能衰，胃火衰而肺火自不能旺，所以既能败毒，又能生肉耳。虽诸药不单走胃，然入胃者十之八，入肺者十之二，仍是治胃以治肺也。或问："肺痈已破，病已入里，似不宜升提肺气，喻氏（《辨证录》作"南昌喻嘉言"）谓宜引之入肠，而先生仍用桔梗以开提肺气，恐不可为训"。嗟乎！余所用之药，无非治胃之药，药入于胃，有不下引入肠者乎？然而肺气困顿，清肃之令不行，用桔梗以清肺，上气通而下行更速，是则上之开提，下之迅速，可断言矣。

秘诀：

　　肺痈已破银花参，玄参二两粉三钱，

　　蒲公五钱甘桔一，黄芩一钱一同煎，

　　二剂三剂脓渐止，服至六剂痛自痊。

方用肺痈救溃汤亦神效：

玄参　蒲公英各一两　金银花四两　紫花地丁　菊花　甘草　陈皮各五钱　黄芩　桔梗各三钱　款冬花三钱

水煎服，七剂愈。

秘诀：

　　消痈救溃参蒲银，地丁菊甘五钱陈，

　　芩桔款冬三钱入，水煎七剂痛回春。

人有久嗽之后，肺管损伤，皮肤黄瘦，咽喉嘶哑，自汗盗汗，卧眠不得，口吐稠痰，腥臭难闻，惟闻喘急，毛悴色焦。喘嗽之时，必须忍气须臾，轻轻吐痰，始觉膈上不痛，否则大痛难堪，气启、奄奄，全无振兴之状者，人以为肺中痈也，谁知是肺痿而生疮乎？此等之症，不易解救，然治之得法，调理又善，亦有生者：夫肺痈与肺痿不同，肺痈生于火毒，治之宜速。肺痿成劳伤，治之宜缓。大约火毒当补中而用泻，劳伤宜补中而带清。泻与清不同，而补亦不同。惟是泻中用补，可用大剂；清中用补，当用小剂，勿忘勿助，若有若无，始能奏功也。方用养肺去痿汤：

麦冬　金银花各三钱　紫菀　百部　甘草各五分　生地　百合各二钱　天冬　款冬花　贝母各一钱　白薇三分

水煎服，服十剂而膈上痛少轻者，便有生机矣。再服十剂而更轻，再服十剂而渐愈，共服五十剂，而始痊愈也。此方不寒不热，养肺气于垂绝之时，保肺痿于将弃之顷，实有奇功。倘求捷效于一旦，必至轻丧于须臾，宁忍耐以全生，切勿欲速而送死也。

**秘诀：**

> 养肺救痿麦三银，紫菀百部草五分，
> 生地百合二钱著，天冬一钱款贝存，
> 白薇三分水煎服，服五十剂病回春。

起痿延生丹亦效：

款冬花　百部　白薇　山豆根各五分　甘草　桔梗各一钱　生地　天花粉　麦冬各五钱　玄参二钱　天冬一钱

水煎服，连服十剂愈。

**秘诀：**

> 起痿延生款五分，百部白薇山豆根，
> 甘桔一钱生地粉，麦冬五钱二玄参，
> 天冬一钱劳伤去，连服十剂渐回春。

世有膏粱子弟，多食浓厚气味，燔炙煎炒之物，时时吞嚼，或美酝香醪，乘兴酣饮，逐至咽干舌燥，吐痰吐血，喘息膈痛，不得安眠者，人以为肺经火热也，谁知是肺痿已成疮乎？大肺为五脏之盖，最喜清气之熏蒸，最恶燥气之炎逼。今所饮所食，尽为辛热之物，则五脏之中，全是一团火气。火性炎上，而肺金在上，安得不受其害乎？肺既受刑，不能下生肾水，肾水无源，则肾益加燥，势必取资于肺金，而肺金又病，能不已虚而益虚，已燥而益燥乎？况各经纷纷来逼，火烈金燥，肺间生痈，必然之势也。治之法，化毒之中益以养肺，降火之中济以补肾，庶几已成者可痊，未成者可散也。方用扶桑清肺散：

金银花　熟地各一两　阿胶三钱　桑叶五钱　紫菀　甘草各二钱
人参　贝母　百合各三钱　杏仁十枚　款冬花一钱　犀角末五分

水煎服，调犀角末服，数剂可奏功也。此方肺肾同治，全不降火。盖五脏之火，因饮食而旺，乃虚火上升而非实火也。故补其肾而肺气坚，肾水足而虚火息矣。况补中带散，则补非呆补，则火毒更易解也。

**秘诀：**

> 肺痿扶桑清肺散，银熟一两阿胶三，
> 桑叶五钱菀草二，参贝百合用三钱，
> 杏仁十枚款钱重，犀角五分冲服安。

方用银花甘桔汤亦效：

丹皮　金银花　生地　玄参各一两　甘草　桔梗　贝母各三钱

水煎服，四剂痛减，再用减半药料，服数剂而痛乃止。

**秘诀：**

> 银花甘桔丹皮全，生地一两与玄参，
> 甘桔贝母三钱服，四剂减半再留心。

## 无名肿毒论

人有头面无端，忽然生小疮甚痒，第二日即头重如山，第三日即面目青紫，人多不知此症，乃至险至危，若不急救，数日内必然一身发青而死。但青不至胸者，尚可治疗。因其人素服房中热药，热极而变为毒也……结于阴之部而成痈，结于阳之部而成毒。出于头面者，乃阳之部位也，较之生于阴之部位者，更为可畏，非多用化毒之药，安能起死回生者哉？方用回生丹：

金银花八两　甘草五钱　玄参　蒲公英各三两　天花粉三钱
川芎一两

水煎服，一剂而头轻，青紫之色淡矣。再服一剂青紫之色尽消而疮亦愈，不必三剂也。此方化毒而不耗气，败毒而不损阴，所以建功甚奇也。此毒原系水亏之极，而泄毒之药，无不有损于阴阳。

惟金银花攻补兼妙，故用以为君，若少用其味单而力薄，多用则味重而力厚，又加玄参以去火，甘草以泻毒，蒲公英以清热，天花粉以消痰，川芎以散结，自然相助而奏效也。

秘诀：

> 无名肿毒回生丹，银花八两草五钱，
>
> 玄参蒲公三两整，花粉三钱芎两添，
>
> 一剂肿毒尽消去，二剂痊愈效如仙。

方用花锦散亦效：

锦地罗八两　金银花八钱　当归二钱　天花粉　甘草各五钱

水煎服，一剂效，再续服。

秘诀：

> 花锦散用锦地罗，银八二当粉五钱，
>
> 五钱同粉有甘草，一剂回生效无讹。

人有无名肿毒，生于思虑不到之处，而形势凶恶，有生死之关，皆可以无名肿毒名之，不必分上、中、下也。前条止言头面，而在身之左右前后，与手足四肢尚未言也。不知得其治法，无不可以通治；不得其法，不可妄治；失其治法，则害大矣。然在上者不可以治中，在中者不可以治下，在下者不可以治上中也。大约上、中、下之生毒，多起于淫欲无度之人，加之以气怒忧愤，火乘其隙而蕴，故一发而不可制。所以言无名肿毒者，尽阴证而绝无阳证也。然则治之法，宜用解阴毒之药矣。惟是解阴毒之药，多半消烁真阴，因虚而结毒，复因解毒而亏阴，宁有阴乎？世之患是症者，往往不救，职是故也。余得异人之传，仍于补阴之中而行其散郁之法，少佐解毒之品而微助其引经之味，是以多收奇功。余不敢秘，传之书册，以救万世之人也。方用黑虎汤：

玄参一斤　甘草一两　柴胡三钱

三味煎汤，十碗为善。若头面肿毒者，加川芎一两，附子二钱；生于身前后左右者，加当归、菊花各一两，附子三分；生于手足四肢者，加白术、茯苓各二两，附子五分。入药汤中，再煎汁取三碗。未破者立消，已破者生肌，不必二剂也。此方名黑虎汤，言恶毒得之尽散也。玄参能退浮游之火，得甘草之助，能解其迅速之威；得柴胡之辅，能舒其郁结之气。且又各有引经之味，引至结毒之处，大能为之祛除。妙在玄参一斤则力量更大，又妙在补中带散，则解阴毒而不伤阴气，所以奏功最神。万勿惊其药料之重，而不敢轻试也。若些小之症，又非阴毒，俱不必用此重剂，则又不可不知也。

秘诀：

　　黑虎汤中一两甘，三钱柴胡一斤玄，

　　若是头面肿毒者，川芎一两附二钱，

　　生身前后左右者，归菊一两附子添，

　　手足四肢术二两，茯苓二两附五煎。

方用七圣汤亦治之：

蒲公英　紫花地丁　金银花　锦地罗各四两　当归三两　天花粉五钱　甘草四钱

水煎服。

秘诀：

　　七圣汤用蒲地丁，银锦四两归三从，

　　粉五甘草四钱入，阴毒轻症急煎攻。

## 对口疮论

人有对口之后，忽生小疮，先痒后痛，随至溃烂，人以为至凶之痛也。然而痛生正对口者犹轻，生于偏对口者乃重。盖颈项之上，乃肾督脉之部位也，其地属阴，所生痛疽，多属阴痛，而非阳疽也。以阳证必高寸许，其色红肿发光，疼痛呼号。而阴证则不然，色必黑暗，痛亦不甚，身体沉重，困倦欲卧，呻吟无力，其疮口必不突起，或现无数小疮口，人皆不知从何处觅头。然阴阳二毒，皆可内消，何必令其皮破肿溃而后治之哉。至于内消之法，初起之时，不须分别阴阳，可俱用三星汤。惟既破溃疡，阴阳不分，而漫投药饵，则祸生顷刻矣。若阳证溃烂，仍以三星汤治之；若阴证溃烂者，则须用神效汤。

三星汤：

金银花二两　蒲公英一两　甘草三钱

水煎服，未破者，服之可消。已破者，三剂脓尽而肉生矣。

**秘诀：**

> 三星汤可治阳痈，二两银花一两英，
>
> 甘草三钱服三剂，自然脓尽好肉生。

圣神汤：

当归　黄芪　人参各一两　金银花二两　白芍一两　肉桂一钱

荆芥三钱

水煎服，一剂而血止，二剂而肉生，三剂而口小，四剂而皮合，再服二剂而痊愈矣。此方治各处痈毒，凡低陷不作脓而不能收口者，急服此药，无不神效，不止治对口之阴毒，善能收功也。诚以阳证可以凉泻，阴证必须温补故耳。

**秘诀：**

> 神效汤中归芪参，一两白芍二两金，
>
> 桂一荆三水煎好，阴痈六剂可回春。

方用三花汤亦效：

川芎　紫花地丁各一两　当归二两　菊花五钱　天花粉三钱

水煎服，二剂愈。

**秘诀：**

> 痈不作脓三花汤，芎紫一两二两当，
>
> 甘菊五钱三花粉，止服二剂妙无双。

对口有偏、正之不同：发于正者是督脉所生，偏者乃太阳膀胱所司。督脉行于下，而贯脊行于上，毒气得之，反能冲突高起，邪毒不致下流，乃为外发，故易治。由膀胱发者难治，以膀胱之脉起于巅顶，贯脊两旁，顺下而行，与痈毒交会下流，故疮多平塌难起，不发红肿溃烂，易流注于两肩而作肿，十五日无脓者，必然变阳归阴，故多难治也。

## 脑疽论

人有生痈疽于头顶者，初名脑疽，又名偏正对口，而非真正痈疽也。此症九死一生，然治之得法，亦可救也。大约生此症者，皆因肾火沸腾也。盖脑为髓海，原通于肾，肾无火则髓不能化精，肾火盛则髓亦不能化精。不特不能化精，随火之升降，则化为毒而生痈疽矣。盖肾之化精，必得脑中之气以相化，若脑中无非肾火，势必气化为火，火性炎上，不及下降，于是脑中髓海，自化为毒，较之脑气下流而成毒者，其毒更甚，往往更变形容，改变声音，疮色紫黑，口干烦躁，随饮随渴，甚者脑骨俱腐，片片脱落，其狼狈之状，莫可形容，将何以救之耶？此症治法，须问其饮食如何，倘饮食知味，尚可以救，方用五灵汤：

玄参　麦冬各三两　金银花八两　黄芪四两　人参二两

水煎服，连服四剂，其痈疽渐愈，改用十全大补汤重四两，服四剂，又改用八味地黄汤，恣其醋饮，可获痊愈矣。此症十有九死，然而余立一法，实无第二法也。此症得于房劳者居多，兴阳涩精，俱是丹石燥烈之品，或洗或嚼，或含于口，或纳于脐，霸阻精道，久战不已，日积月累，真阴枯涩，髓竭火发，遂溃顶门，多致不救。人何苦贪妇人之欢，以千金之命，而轻于夜台也。

**秘诀：**

顶上生疽用五灵，三两玄参及麦冬，

银花八两黄芪四，人参二两四剂功。

此症用蔓花汤亦效：

玄参　山茱萸　金银花各二两　川芎一两　贝母三钱　蔓荆子三钱

水煎服，一剂即消，二剂痊愈。

**秘诀：**

脑痈蔓花用玄参，二两山萸二两金，

川芎一两三钱贝，蔓荆子二效如神。

## 囊痈论

人有阴囊左右而生痈毒者，名曰便毒。生于肾囊之下，谷道之前，名曰囊痈。二者之间，便毒易治，而囊痈难疗也。以囊之下为悬痈，其皮肉与他处不同。盖他处皮肉，或横生，或直生，俱易合；而悬痈之处，横中有直，直中有横，一有损伤，不易收功。然治之得法，未尝难也。此等之症，皆少年贪于酒色，或入花街而酣战，或入柳巷而恣欢……往往多生此疮者，所谓"欲泄不泄，精化为脓血"是也。治之法，必须大补其虚，而佐以化毒之品。以毒因虚而成，不治乎虚，痈安得痊？方用逐邪至神丹：

金银花四两　蒲公英　当归各二两　大黄五钱　人参　甘草各一两　天花粉二钱

水煎服，一剂而毒消，二剂而痊愈，溃者三剂可以收功矣。此方用银花、蒲公英佐之归、参、大黄之大料，未免过于霸道，况大虚之病，又用大黄以祛逐，似乎非宜？谁知毒气甚盛，乘其初起之时，正气未衰，而大补大泻之为得乎？倘因循失治，或畏缩而不敢治，及治流脓出血，正气萧索，始用参、芪补气，往往有用至数斤而尚未能复元，何若早用于化毒之中，正气无伤，而毒又易散哉？此因势利导之法，又不可不知也。

**秘诀：**

逐邪神丹银四两，二蒲归分五大黄，

一两参草二钱粉，水煎三剂消痈囊。

方用八圣丹治之亦效：

金银花四两　归尾一两　人参二两　柴胡　黄芩　黄柏　贝母栀子各三钱

水煎服，一剂轻，二剂效，毒已出，即可勿服。

**秘诀：**

八圣丹中四两金，一两当归二两参，

柴胡芩柏三钱入，贝栀亦然研去心。

人有饮酒入房，精不得泻，至半夜，烦热烦渴，小便淋赤，痰涎涌盛，第一日阴囊肿胀煅痛，明日阴囊处肉腐，玉茎下帖囊者亦腐，人以为酒毒也，谁知是肝火得酒湿而肆疟乎？夫酒湿何至腐烂？盖火酒大热之物也，人过饮火酒，多致醉死，死后往往身体腐烂，乃火酒之毒也……治之法，解酒毒而补气血，则湿热祛而腐肉可长，患可愈矣。方用救腐汤：

人参　白术各一两　当归　黄芪各二两　茯苓　苡仁各五钱　白芍一两　黄柏　泽泻　葛根　栀子各二钱

水煎服，四剂腐肉脱而新肉生，再服四剂囊茎悉平复矣。夫酒毒成于拂抑，平肝泻火，利湿解毒可也，何以又用参、芪、归、术以补其气血耶？大凡气血盛者，力能胜酒，纵醢饮而无碍。服火酒而腐烂，因火酒而结毒，亦因气血之衰，力不能胜酒毒耳。所以两火相合，遂至焚身腐肉，若不急补气血，则酒毒难消，而腐肉又何以能速生肌长肉哉？

**秘诀：**

参术一两二归芪，茯苓五钱并苡仁，
白芍两重二四剂，黄柏泽葛二钱栀。

方用异宝散亦效：

茯苓一两　冰片三分　黄柏　瓦草　青苔　儿茶各五钱　麝香八分　樟脑三钱　乳香　没药各二钱

为末，撒于患处，水无流出，即不再腐矣。

**秘诀：**

又有异宝撒囊痈，一两茯苓三分冰，
黄柏瓦草各五钱，青苔儿茶一样同，
麝香八分樟三钱，乳香没药二钱从。

## 臂痈论

人有两臂之间，忽然生疮而变成痈疽者，亦阴痈也。虽较头面对口肩背上稍轻，然治之不得其法，亦能杀人，必须辨其阴阳治之。大约阳证必红肿而疼痛则易治，阴证必漫肿麻痒则难疗。阳证宜用三星汤，一二剂则消；阴证则不可用，必须大补气血，而佐以消痰化毒之剂，始能奏功，岂可谓手足非心腹之疾，不必补虚乎？夫阴主静，而手足乃至动者也。动而生阴疽，则动变为静，亦非常之道也，可不畏哉！况动变为静，又趋阴之道也。阳趋于阴，则生近于死矣。欲阳返阴易，欲阴返阳难，谁谓手足之痛，而可小视之哉？方用消痛还阳丹：

白术 黄芪各一两 人参 天花粉各三钱 当归五钱 金银花二两 肉桂 乳香各一钱 甘草三钱

水煎服，一剂阴返阳而痒变痛，二剂而痛如失，三剂全消，不必四剂也。此方与神效汤（《辨证奇闻》、《辨证录》作七圣汤）相似，而意各异。神效汤内无乳香、天粉，能治溃烂，长肉生肌。此方治未溃者，而能内消也，加乳香、天粉二味以攻中，有拥卫之力耳。

**秘诀：**

> 还阳神丹治臂痛，白术黄芪一两同，
>
> 参粉三钱归五钱，银花二两桂钱从，
>
> 乳香一钱三钱草，阳证方可服三星。

此症用转攻汤亦治之：

黄芪二两 甘草 贝母各三钱 当归 白术各一两 肉桂一钱 远志 紫花地丁各五钱

水煎服。

**秘诀：**

> 转攻汤中二两芪，甘贝三钱去心宜，
>
> 归术一两桂一钱，五钱远志地丁随。

## 乳痈论

人有乳上生痈，先肿后痛，寒热往来，变成疡痈，此症男女皆有，而妇人居多。盖妇生子，抱儿食乳，偶然困睡，儿以口气吹之，乳内之气塞不通，遂成乳疾。此时若以解散之药治之，可随手而愈。倘因循失治，而乳痈之症成矣。男子则不然，阳明胃火炽盛，不上腾于口舌，而中壅于乳房，乃生此症。乳痈不比他处之痈有阴阳之别，故治法亦无阴阳之判，但别其先后之虚实耳。初起多为邪实，溃烂乃为正虚也。虽然邪之有余，仍是正之不足，治宜补中散邪，乃万全之道，正不必分先宜攻而后宜补也。方用和乳汤：

当归　蒲公英各一两　贝母　天花粉各三钱　甘草二钱　穿山甲一片

水煎服，一剂而乳通肿亦消矣，不必二剂也。此方用贝母、花粉者，消胃中之壅痰也，壅散而乳房之气通矣。佐以公英、山甲解其热毒，利其关窍，自然不攻而毒散矣。惟恐前药过于迅速，加当归、甘草补正和解，则正无伤而邪自退，何虑余毒不行而变乳岩哉？

**秘诀：**

　　和乳一两归蒲公，三钱贝母花粉同，

　　山甲一片二钱草，服下一服乳房通。

此症用消化无形汤亦效：

金银花　当归各一两　甘草　天花粉各三钱　通草一钱　紫背天葵五钱

水煎服，一剂即消。

**秘诀：**

　　又有消化无形汤，银花一两当归行，

　　甘粉三钱通草一，紫背天葵五钱良。

人有先生乳痈，收口后不慎房事，以致复行溃烂，变成乳岩，现出无数小口，而疮口更加腐烂，似蜂窝之状，肉向外生，终年累月不愈，服败毒之药而愈甚。人以为毒深结于乳房也，谁知是气血大虚乎？夫乳痈成岩，肉向外生，而筋束乳头，则伤乳即伤筋也。此症必须急救，否则有筋弛难长之虞矣。夫筋弛而又泄精，泄精则损伤元气，安得不变出非常乎？当失精之后，即用补精填髓之药，尚不致如此之横，今既因虚而成岩，复见岩而败毒，不已虚而益虚乎？无怪其愈治而愈坏也。治之法，必须大补其气血以生其精，不必再泻其毒，以其病无毒可泻耳。方用化岩汤：

茜草根　白芥子各二钱　人参　忍冬藤　黄芪　当归各一两　白术（土炒）二两　茯苓三钱

水煎服，连服二剂而生肉红润，再服二剂而脓尽痛止，又二剂漏管重长，又二剂痊愈，再二剂永不复发矣。此方全在补气补血，而不事消痰化毒之治。忍冬虽为消毒之药，其性亦补，况人于补药之中，亦纯乎补矣。惟是失精变岩，似宜补精，乃不补精而止补气血，何也？盖精不可以速生，补精之功甚缓，不若补其气血，气血旺则精生矣。且乳房属阳明之经，既生乳痈，未能多气多血，补其气血，则阳明之经既旺，自然生液生精以灌注于乳房，又何必复补其精，以牵制参芪之功乎？此所以不用生精之味耳。

**秘诀：**

化岩汤中茜草根，二钱白芥一两参，

忍冬芪归亦一两，白术二两苓三钱。

方用延仁汤亦效：

人参　当归　白术　熟地　麦冬各一两　山茱萸五钱　甘草一钱　陈皮五分

水煎服，四剂效。

**秘诀：**

乳岩宜用延仁汤，参归术地麦两襄，

山萸五钱一钱草，陈皮五分四剂良。

人有左乳忽肿如桃，皮色不变，又不痛，身体发热，形容渐瘦，人以为痰气郁结也，谁知是肝气之不舒乎？夫乳属阳明，而乳痈宜责之阳明胃经，余独言肝者何也？盖阳明胃土，最怕肝木之克，肝气不舒，则胃气亦不舒耳。况乳又近于两胁，正肝之部位也。与肝相远，尚退缩而不敢舒，与肝为邻，亦何敢恣肆而吐气哉？气不舒而肿满之形成，漫肿无头不痛不赤，正显其畏惧也。治之法，不必治阳明之畏，但治肝经之郁，自然毒消肿解矣。方用加味逍遥散：

柴胡二钱　川芎　甘草　人参各一钱　当归二钱　白术　半夏　茯苓　陈皮　瓜蒌仁各三钱　白芍五钱

水煎服，服十剂而内消，去瓜蒌再服十剂不再发矣。逍遥散善解肝气之郁，肝气郁解而胃气自舒矣。况益之瓜蒌、半夏、陈皮，专能治胸中之积痰，痰去则肿亦易消也。

**秘诀：**

逍遥加味二钱胡，芎草人参一钱煮，

归术夏苓陈三钱，蒌仁亦三白芍五。

此症用归芍二通汤亦效：

当归一两　白芍五钱　柴胡三钱　木通　通草各一钱　枳壳二钱　穿山甲一片　山楂十个　桃仁十粒　天花粉三钱

水煎服，二剂效，继续服。

**秘诀：**

归芍二通治乳岩，当归一两芍五钱，

柴粉三钱二通一，枳壳山甲楂桃全。

妇人产后，忽两乳细小，下垂过腹，疼痛难忍，人以为悬痈也，谁知是胃经气血之燥乎？盖胃为水谷之海，而多气多血之腑也。夫产后亡血过多，则胃中空虚，而饮食不能遽进，即进饮食，而各脏腑取给于胃甚急，则胃气困矣。胃气困而胃血则燥矣。胃血燥无以解各脏腑之纷争，且小儿又索母乳，则内外取资于胃，胃无以应。乳房者，胃之外廓也；乳头者，胃之门户也。胃苦内之纷争，欲避出于外而不可得，况小儿日夜吮咂，则两乳细小下垂，以至于腹，有外遁难藏，入地无门之状，此倒悬切肤之痛，至危之症也。治之法，急救胃气，而益之补血之味，则胃气润而不燥，胃气和平，自然分给于脏腑，又何至外痛而倒悬哉？方用解悬汤：

人参　川芎各二两　当归四两　荆芥三钱　炮姜一钱　麦冬一两

益母草三钱

水煎服，四剂而乳头收，再四剂痊愈矣。此方用人参以生胃气于无何有之乡；用当归、川芎以生新血于危急之地；用荆芥、益母草以解脏腑之纷争，得归于经络；用麦冬、炮姜者，因阳明胃火之燥，未免火动而延烧，产后不宜寒凉之药，故用麦冬微寒之品，少解其火势之烈也。

**秘诀：**

> 乳垂疼痛解悬汤，参芎二两四归裹，
>
> 荆芥三钱益母草，炮姜一钱麦两尝。

此症方用玉浆丹亦效：

人参 玄参 麦冬各二两 当归 生地各一两 麻黄 五味子各一钱

水煎服，二剂效。

**秘诀：**

> 润胃益气是玉浆，人参玄参麦二两，
>
> 归地一两麻黄钱，五味同麻二剂康。

# 肚痈论

人有生痈于小肚之间，断无阳毒之症，以其属于阴之部位也。阴位生阴毒之症，似乎至重，然治之得法，一用阳药，立可成功。无奈世人一见肚腹生疮，往往多用阴药以消毒，反致痈成难救之症，良可悯也！然余所谓阳药者，非散火祛风之药，乃补气温火之味耳。盖阴地而结成阴毒者，乃虚寒之故也。寒因虚而不行，毒因寒而郁结，故用热药以祛寒，自能寒解而毒散也。方用祛寒救腹丹：

白术 金银花各三两 茯苓 肉桂各三钱 附子一钱 当归 蛇床子各五钱

水煎服，一剂而痈消矣，倘已溃者三剂而脓尽肉生矣，四剂痊愈。此方用白术为君，专利腰脐之气，腰脐之气利，则下腹之部位尽利矣。佐以金银花、蛇床子以祛其毒气，则毒气易消矣。然恐寒凉之药不能直入，故加附子、肉桂，斩关突围而进也。惟是桂、附、术、床俱是干燥之品，毒虽祛除，未免耗血，故用当归阳中滋阴，少制其燥，则阴寒散而又无阳旺之虞，所以既能奏功而又无后患也。

秘诀：

　　　祛寒救腹术银三，苓桂三钱附一钱，

　　　归床五钱一服消，已溃四剂妙如仙。

此症方用鸣宝丹亦效：

黄芪二两　甘草三钱　白术　金银花各二两　车前子　蛇床子各五钱　柴胡　肉桂　贝母　山茱萸各一钱

水煎服，一剂消，二剂愈，加人参用之更妙。

秘诀：

　　　肚痛须用鸣宝丹，黄芪二两草三钱，

　　　术银二两车床五，柴桂贝萸一钱添。

## 恶疽论

人有四肢之间，或头面之上，忽然生疽，头黑皮紫，痛楚异常，此阳证之毒也。治不得法，亦能杀人。盖阳证之毒，其毒甚骤，即用败毒之药治之，可随手而愈。然而疽与痈，实有不同。痈溃于内，而疽肿于外也。溃于内者，难于外治；肿于外者，易于内消。虽痈疽之毒，尽由内而发外，无不可内治而外愈也。而疽尤宜内治，方用消疽汤：

夏枯草　忍冬藤　当归各二两　连翘　生地各三钱　地榆二钱
天花粉三钱　白芷　甘草各二钱

水煎服，未溃者二剂即消，已溃者四剂痊愈矣。此方通治恶疽之方也，凡生疽者，以此方治之，无不神效。盖补血散毒，则血活而毒难留；凉血清火，则血寒而火易散。疽多阳证，所以治无不宜也。

秘诀：

> 消疽汤用夏枯草，忍冬当归二两搅，
> 连翘二地粉三钱，白芷二钱甘草好。

又治恶疽方：

荆芥　甘草　天花粉各三钱　当归　玄参各一两　金银花八钱
陈皮一钱　蒲公英五钱　牛蒡子二钱

水煎服，若在咽喉者加桔梗三钱；若在下身者加地榆三钱。

秘诀：

> 又有一方治恶疽，荆芥甘粉三钱许，
> 归玄一两银八钱，陈一英五二牛予，
> 若在咽喉三钱桔，下身生分加地榆。

## 疔疮论

人有生疔疮者，一时疼痛难忍，此阳毒而非阴毒也。但初生时，人最难辨。世人以生黄豆令病人口嚼，不知辛生之味便是疔喳，此辨证之诀也。其疮头必发黄疱，或现紫黑之色。更须细看疱中，必有红白一线，通出于泡外。大约疔生足上者，红线由足而入脐。疔生手上者，红线由手而入心。疔生唇上者，红线由唇而走喉。如见此红线透出，即在红线处用针刺出毒血，以免毒攻心。若现白线之丝，则不必刺也。治之法，总以消毒泻火为主。方用拔疔散：

紫花地丁　菊花各一两

水煎服，一剂而红线除，二剂而疔毒散，三剂痊愈矣。若已溃烂，亦用此方，但加当归二两，不必四剂毒尽而肉生矣。

秘诀：

> 方名拔疔只二味，地丁菊花各两配，
> 毒若初起服三剂，已溃再加二两归。

此症用散疔散亦妙：

夏枯草　紫花地丁各一两　连翘三钱

水煎服，一剂即削矣。

**秘诀：**

> 还有散疗亦效味，枯草地丁一两计，
> 连翘三钱一剂消，何必琐碎服三剂。

## 唇疗论

人有生疗于唇上，或在口角之旁，或在上下唇之际，不必论其大小，皆因脾胃之火毒也。最宜速散，否则毒气炎炽，难于饮食，往往有腐烂而死者。然疗愈小，而其毒愈横也。治之法，宜急泻火毒，而又不可损伤脾胃之气，则毒不难散矣。方用救唇汤：

金银花　紫花地丁　甘草　桔梗各一两　知母一钱　白果二十一个

水煎服，一剂而疼痛止，二剂而疮口消，三剂痊愈，未烂四剂，已烂五剂收功矣。此方治头面上之疗疮，俱可获效，而治口唇之疗，更为神验。白果、桔梗善走口唇，引银花、紫花地丁至于生疮之处，则能尽解其毒也。

**秘诀：**

> 救唇汤能治唇疗，银丁两用甘桔梗。
> 知钱白果二十一，未烂四剂烂五功。

此症方用护唇汤亦效：

紫花地丁　麦冬　玄参　夏枯草各一两　甘草三钱

水煎服，二剂效。

**秘诀：**

> 又有疗唇护吻汤，地丁麦玄枯草两，
> 再加三钱生甘草，服止二剂妙非常。

## 鬓疽论

人有两鬓之中，忽然生疽，红肿高突，头面眼鼻浮肿，其状不烘，异乎寻常相貌，此阳毒也。盖两鬓近于太阳，乃阳之位也，阴气不能至此部位。两鬓生疽，当以阳证治之。然而虽是阳证，往往有变为阴证者，故于阳药中必须加入阴分之药，以防其变。若以溃烂，更须阴药多于阳药，则消息而善治之也。方用理鬓汤：

　　金银花三两　白芷二钱　当归　川芎　夏枯草各一两

水煎服，未溃者二剂即消，已溃者四剂即消矣。此方用金银花、夏枯草以解火毒，白芷、川芎引入两鬓、太阳之间，则金银花、夏枯草更得施其祛逐之功。又妙在当归之补气血，则阴阳双益，正足而邪散，安得不速愈哉！

**秘诀：**

　　理鬓汤能治鬓疽，银花三两芷三钱，

　　芎归一两气血壮，枯草一两用水煎。

此症方用蒿草饮亦效：

青蒿　玄参　川芎　生地　夏枯草各一两　细辛　蔓荆子各一钱

水煎服，二三剂效。

**秘诀：**

　　蒿草饮是蒿玄芎，生地枯草一两同，

　　细辛蔓荆一钱许，二剂三剂效无穷。

# 下卷

## 杨梅疮论

人有关心爱妓之欢，恋炉酣战，自觉马门如针刺之痛，此毒气已过也。未几而生鱼口矣，未几而生疳疮，又未几而遍身亦生疮矣，黄脓泛滥，臭腐不堪，人以为毒盛，多用败毒之药，谁知愈败毒而疮愈盛，疮愈多而愈不易愈，往往有腐烂而死者，实可伤也！盖杨梅之毒，每中于泄精之时，精泄则元气亏虚，故毒乘虚而入。若元气足，则毒虽入而传染，不过轻微之毒，可以一泄而愈。今遍身疮毒发出，明是大虚之症，而毒深中于内，不补虚以泄毒，焉能奏功？倘用败毒之药，无异下石矣！方用二生汤：

土茯苓二两　生黄芪三两　生甘草三钱

水煎服，四剂疮渐红，再四剂渐干，又四剂痊愈矣。服此方忌茶。此方妙在不以解毒为事，止用黄芪以补气，气旺而邪自不留。得生甘草以化毒，而佐之以土茯苓以引毒，毒去而正无亏。盖气生而血不难养，此治之巧者也。偏德汤亦妙：

金银花四两　当归　白术各二两　土茯苓一两　天花粉二钱　甘草五钱

水煎服，十剂愈。

**秘诀：**

　　二生汤能治杨梅，土苓二两生黄芪，

　　甘草三钱过十剂，始红渐干疮可医。

　　又有治梅银四两，归术二两土茯两，

　　花粉三钱五钱草，服至十剂一扫光。

人有龟头生疳，乃服败毒之药，欲毒小便而出。若大肠燥结，则攻毒之药,不能径走大肠,势必尽趋膀胱而出,盖膀胱口细,小便亦细,毒难泄出,于是毒不留于肠中,而反结于外势,毒盛必发,安得不腐烂哉?往往有龟头烂落,连茎亦烂,世人多以外药敷之。外药固不可少,然不先消其内之火毒,而遽用外药敷之,不啻如石之压草萌芽也,势必复发。宜先用汤剂治之,方名散毒丹:

土茯苓　黄柏　甘草　栀子(炒研)各一两　肉桂一钱

水煎服,四剂则火自从小便而出,疼痛少止,然后用生势丹敷之。

生势丹:

儿茶　生甘草各一两　炒黄柏三两　冰片三分　朱砂一钱　乳香没药　大黄各三钱

研为细末,磁(瓷)瓶收贮。敷患处数日而脓尽血干,抹至一月,肉筋再长而愈。愈后宜大补气血,急用十全大补汤连服一二月,则外势仍能伸缩,尚可种子。否则多服败毒之药,泻火之剂,则命门寒凉,而外势亦且冰冷,安能阳和之骤复哉?此前后治法之各异,实有次序也。

**秘诀:**

龟头腐烂散毒丹,苓柏草栀一两煎,

肉桂一钱四剂止,然后再敷生势丹。

生势丹敷龟头药,儿茶甘草一两著,

炒柏三两冰三分,朱砂一钱乳没药,

大黄三钱共细末,敷至一月患自瘥。

此症方用护身汤亦效:

玉米　金银花　土茯苓各一两　肉桂三分　黄柏二钱　车前子三钱

水煎服,连服十剂愈。

**秘诀:**

护身汤中玉米金,茯苓一两桂三分,

车前三钱黄柏二,连服十剂可回春。

人有瘭疮初发，鱼口将生，若不速治，必遍身生疮、迁延岁月，身体腐烂，多不可救，必须早治为妙。然而早治之法，世人多用五虎散败毒，虽毒从下泄，而损伤元气，未为得法。设或败毒之药少减，又恐有留毒之虞，亦非治法之妙。盖毒气之人，因元气之虚也。虚而败毒，是已虚而益虚也，则毒将何以解乎？治之法，惟补中有泄，则毒尽散，而正气又无亏矣。方用早夺汤：

人参　白术　当归　黄芪　大黄　金银花　土茯苓　石膏各一两　甘草　远志　天花粉各三钱　柴胡二钱

水煎服，一剂泄出恶物，宜掘土埋之；再服二剂而臭秽恶物，无留于肠胃矣。然后减去大黄、石膏，加土茯苓二两，同前药再煎服四剂，则一身上下与头面之间，必有隐隐疮影现于皮肤之内，再服二剂而疮影亦尽消矣。再服二剂，则永不生疮矣。此方用大黄以泻毒，石膏以清毒，甘草、银花以化毒，柴、粉以散毒，又佐以大补气血之药，有似三军过勇，士卒强健，统帅大军，斩杀无遗，则四野萧条，元气尽矣！用参、芪、归、术之类，以至仁而佐至勇，则剿抚兼施，军声更振，前徒倒戈，自获全胜。少祛除则贼化为良，岂敢仍为盗哉！此方有益于风流子弟不少，余实亲视而实验者也。倘病人阴虚阳燥，方中可加熟地数两，或加玄参一两亦可，余品不可乱加也。

**秘诀：**

> 参术归芪早夺汤，大黄银苓石膏两，
> 甘草远志粉三钱，柴二一剂泄毒良。
> 再服四剂秽尽去，土苓二两去膏黄，
> 阴虚阳燥加玄地，水煎服之妙难量。

方用泄秽丹亦妙：

蒲公英　金银花各三两　当归一两　大黄五钱　王不留行三钱
水煎服，水十碗，煎成二碗，徐徐服。

**秘诀：**

> 泄秽神丹蒲公英，银花三两归两从，

大黄五钱三不留，十碗煎二徐服轻。

人有遍身生杨梅，而服轻粉，一时收敛，以图目前遮饰，谁知毒藏于内，必然外溃。未几而毒发于鼻，自觉臭气冲鼻而出。又几日而鼻色变黑，不闻香臭矣。此等症见，必须急治。否则鼻柱自倾，一至腐烂，便不可救。然用些小之剂，亦无益也。盖毒势甚盛，杯水难济。况杨梅结毒，不结于他处，而结于鼻中，其毒更胜，以毒不在他脏，而在肺经也。肺主气者，主清气也，毒气非清气可比。毒气在肺，则清气尽为毒气矣。肺气出于鼻，而藏于肾，肾感毒气，移之于肺，以散于皮肤，则毒气可以外出。今用轻粉收敛，则毒不得发于皮肤，而尽归还肺中；肺欲归还于肾，而肾不受，乃上冲于鼻矣。鼻孔细小，安能遽泄乎？自然毒气尽结于鼻，而鼻乃独受其祸矣。治之法，必须多用散药以解毒。然肺经之病，不能直治，必须隔一、隔二治之而后可也。方用护鼻散：

金银花　玄参各三两　麦冬二两　桔梗　甘草　天花粉各五钱　丹砂（生冲）一钱

水煎调丹砂末，服一剂而鼻知香臭矣，服四剂而鼻黑之色去，不必忧鼻之烂落矣。更用全鼻散：

玄参　金银花　当归各一两　丹砂一钱　麦冬五钱　人参　甘草各三钱

水煎服，十剂而一身之毒尽出，可保无虞。前方过于勇猛，所以救其急，后方近乎和平，所以补其虚。而丹砂前后皆用者，以轻粉之毒非丹砂不能去。轻粉乃水银所烧，而丹砂乃水银之母，子见母自然相逢，而不肯相离，所以丹砂出而轻粉亦出，此世人之所未知耳。倘鼻梁已倾，腐烂不堪，宜以前护鼻散救之，虽鼻不能重长，而性命犹可保也。

**秘诀：**

护鼻解毒三银参，麦二梗五草花粉，

煮咸丹砂生冲服，四剂色变莫忧心。

全鼻散药玄金花，一两当归钱丹砂，

麦冬五钱三参草，连服十剂自无差。

方用寒水再造汤亦效：

麦冬三两　甘草二两　贝母三钱　夏枯草二两　黄芩　连翘　桔梗　寒水石（冲）各三钱　赤茯苓二两

水煎服，未烂者一剂可免，烂者再剂不烂矣，再二剂痊愈。

**秘诀：**

> 寒水再造三两冬，甘桔二两赤茯苓，
>
> 贝母黄芩连翘桔，寒水三钱煎成冲。

人有生杨梅，遍身皆烂，疼痛非常，人以为毒气之在皮肤也，谁知是血虚而毒结于皮肤乎？夫杨梅之毒，散于骨髓之中，毒在骨中，难以疗治，而毒在皮肤，似易于施治矣。然毒未出于皮肤，尚蕴藏于骨中，泄骨中之毒，可从下而外泄也。如毒已出于皮肤，其毒开张，敛肌中之毒，则不可由表而外攻矣。得其法，则易泄散；未得其法，则转横也。治之法，宜补虚以泄毒，引毒从小便出，乃得其治法耳。方用二苓化毒汤：

白茯苓二两　土茯苓二两　当归二两　紫草二两　金银花二两　生甘草二钱

水酒各半煎服，十剂痊愈。此方视之平淡无奇，而实有异功者，补以泄之也。杨梅本生于肾之虚，肾虚则血虚矣。不补虚以治疮，反泄毒以耗血，此世人治杨梅之疮，所以多不效耳。

加减二苓汤亦效：

生地　茯苓　当归各一两　黄芪　土茯苓各二两　车前子五钱　防风一钱

水煎服，二剂不痛，再二剂痊愈矣。

**秘诀：**

> 二苓化毒茯苓归，紫草土茯银二随，
>
> 水酒煎服草二钱，十剂痊愈效可推。
>
> 补虚泻毒二苓汤，生地茯苓归一两，
>
> 黄芪土茯二两用，车前五钱一钱防。

## 腰疽论

人有腰眼之间，忽生疽毒，疼痛呼号，似乎阳证。然而腰肾之处，乃至阴之地，未可作阳疽治之。若竟阴证治之，则亦不可也。此症本于过忍其精，欲泄不泄，以成斯毒，似乎纯是阴分之过。但腰间去肾不远，肾火发而成毒，则阴中有阳，未可能以阴证治之也。必须合阴阳并治，以化其毒，则毒去如扫。倘不补阴而竟治毒，则肾气愈伤，而毒难速化矣。盖补阴而不补阳，则阴无阳不生，则毒深藏于肾宫而不得外泄矣。然而阴阳两治，则腰肾之气利而易奏功也。方用两治汤：

杜仲　当归　白术各一两　防己　豨莶草各三钱　金银花三两　甘草三钱

水煎服，一剂轻，二剂而痛止，三剂痊愈矣。此方用白术、杜仲以利其腰脐，气通而毒自难结也。又得银花、当归之类，补中有散；而防己、豨莶草直入肾宫以祛逐蕴热之毒，则阴阳无偏胜之虞，正有助而邪无纷争，自然三剂而成功也。

**秘诀：**

> 腰疽壮须两治汤，杜归白术一两添，
>
> 再加三钱防豨甘，银花三两一齐煎。

此症用九灵丹亦效：

生地　丹皮各五钱　黑荆芥　甘草各三钱　防风一钱　紫花地山茱萸各一两　炒白术　熟地各二两

水煎服，连服二剂效。

**秘诀：**

> 又有腰疽九灵丹，生地丹皮各五钱，
>
> 黑芥草三防风一，地丁山萸一两添，
>
> 惟有焦术熟地二，连服二剂效如仙。

## 瘰疬论

人有生痰块于项颈，坚如石者，久则变成瘰疬，流脓流血，一块未消，一块又长，未几又溃，或耳下，或缺盆，或肩上，有流行串走之状，故名鼠疮，又名串疮，言其如鼠之就穿也。世人谓食鼠窃之物以成，而不然也。盖瘰疬多起于痰而成于郁，未有不郁而能生痰者，未有无痰而能成瘰疬者也。世人多以开郁消痰为治，然郁久则气血必耗，耗则气血更亏，若徒消痰而不解郁，或但开郁而不消痰，是以虚而益虚也，何能奏功？余谓此症，不若平肝而健脾，助土木相调而愈矣。方用清串汤：

白芍 白术各一两 柴胡二钱 蒲公英三钱 天花粉三钱 茯苓五钱 陈皮 附子各一钱 紫背天葵五钱 甘草一钱

水煎服，六剂痰块渐消，再服十剂而瘰疬化尽，再服一月痊愈。愈后可服六君子汤数十剂，以为善后之计，永不再发也。此方妙在蒲公英、天葵为消串之神药，然非佐之以白芍、柴胡，则肝木不平，非辅之以白术、茯苓，则脾土不健，何以能胜攻痰破块之烈哉？惟有攻有补，则调剂咸宜，更得附子之力，以引群药，直捣中坚，所以能愈宿疾沉疴于旦夕耳。

**秘诀：**

> 清串汤芍两白术，柴二蒲粉三茯五，
>
> 陈皮附草一钱用，紫背天葵五钱煮。

此症用康乐汤亦效：

白术 茯苓 夏枯草各五钱 半夏三钱 炒香附各三钱 白附子甘草 陈皮各一钱 连翘二钱 白芍一两

水煎服，十剂痊愈。

**秘诀：**

> 康乐术苓枯草五，制夏三钱炒香附，
>
> 白附草陈一钱用，连翘二钱芍两煮。

人有久生瘰疬，两项之间，尽已溃烂，串至胸膈之上，无非痰块，亦已头破而腐者，遂至身体发热发寒，肌肉消瘦，饮食少思，自汗盗汗，惊悸恍惚。此等之症，原系难治，然治得法，尚可救也。大约瘰疬初起，以解郁消痰为主，而佐之补虚以消其毒。病久宜以补虚为君，而佐之以解郁消痰。若徒以祛痰败毒为事，而不补气血之虚，鲜有不速之死矣!方用转败汤：

人参　当归　土炒白术各一两　金银花　白芍各三两　柴胡二钱
制半夏五钱　甘草三钱

水煎服，四剂胸开痰消，再四剂而溃烂愈。将前方减半，再服十剂而痊愈矣。此方补虚多于消痰，解郁中而寓化痰，世人从未有知此治法者。倘一味攻毒，则愈攻而愈坏。此方实祛病之仙丹，而夺命之神品也。

**秘诀：**

参归一两土炒术，银芍三两二钱胡，

制夏五钱三钱草，八剂减半服十服。

此症用消瘰汤亦效：

熟附子三钱　白术　麦冬　菟丝子　白芍　天葵各一两　人参
茯苓各五钱　甘草　贝母各三钱

水煎服，十剂轻，三十剂则痊愈矣。

**秘诀：**

消瘰三钱熟附予，术两麦冬菟丝子，

白芍天葵俱两用，参苓五钱三草贝。

## 顽疮论

人有患疮，经年累月而不愈者，世所谓顽疮也，言其冥顽不灵，无可如何之势也。然治之得法，亦可取效。盖人气血和平，断不生疮，即或生之，治之亦易。然则生疮者，乃气血之不和也。或因湿浸，或因热感，或因寒邪之交，遂至气结而不宣，血滞而不散，结于皮而皮生疮，结于肉而肉生疮，日久不愈，则脓血不净而生虫。疮口不收，人以为虫也，服杀虫之剂，而反伤其皮肉，且耗其气血，则气血愈虚，力难兼到。弃皮肉于膜外而不顾，斯疮难痊，遂成顽矣。然治之者，以行气和血为主，虫与毒不计也。但血不易和，气不易行，非补养不能为功。盖气得补而气自行，血得养而血自流矣。方用救顽汤：

连翘　柴胡　防风各一钱　当归　白术　熟地　黄芪　麦冬各一两　山茱萸　茯苓各五钱　制半夏二钱　甘草三钱　附子二钱

水煎服，二剂而疮口必然发肿，不可恐惧，乃药助气血与疮相战也，是速愈之机，再服二剂不痛而痒矣。再服二剂痒止而肉生，再服二剂结屑而愈，再服二剂永不再发矣。此方专以活血行气，得补之道也。气行血活，虫将安在？故不必杀虫而顽疮自除矣。

秘诀：

顽疮连翘柴钱防，归术地芪麦一两，

芪苓五钱制夏二，草三附子二钱裹，

二剂发肿四痒甚，再服四剂效非常。

此症用转神汤亦效：

人参　黄芪　当归　麦冬　熟地各五钱　天花粉　天冬　车前子各三钱　白术四钱　甘草二钱　荆芥一钱　防己五分　附子　陈皮各三分

水煎服，一剂知痛痒，二剂大痛，又连服数剂则溃，去附子、防己、车前子，加山茱萸四钱、五味子二钱，再服四剂则愈矣。

秘诀：

转神汤药效可计；归参芪麦五熟地，

粉天车三术四钱，草二荆一五分己，

附皮三分数付溃，去附防车加萸味。

人有内股生疮，敛如豆许，翻出肉一块，宛若菌状，人以为虫食向外翻也。谁知是肝经风热血燥之故乎？夫肝热则生风，乃内风而非外风也。然外风而自觉清凉，内风而实似蕴热。故外风宜散，而内风宜清。但清风而不补血，则热不能解，而风亦不能舒也。治之法，必须养血清热则火不燥，而热退则风自静，有何疮之不愈乎？方用清风汤：

白芍一两　川芎二钱　人参　当归各五钱　白术　栀子　丹皮
天花粉　沙参各三钱　柴胡　甘草　连翘各一钱

水煎服，连服数剂，则疮口自敛矣。此方滋血以养肝，非消肉
以化毒，何以疮敛而愈也？盖疮成于肝木之旺，平肝则血无过燥之
患，自然风散热退，而无延烧之祸也。若不平肝，而内用降火之
品，外用退蚀之法，则虫反内蚀疮肉，肉愈损而元气愈虚，变出非
常，正难救援耳。

**秘诀：**

清风汤用芍一两，川芎二钱五参半，

术栀丹粉沙参三，柴草连翘一钱尝。

此症用敛内汤亦效：

金银花　白芍　当归各一两　白术　茯苓各五钱　生栀子三钱
柴胡一钱　甘草三钱

水煎，连服数剂。

**秘诀：**

敛内一两银芍归，术茯五钱三生栀，

柴一草三连剂服，清热养血治顽奇。

## 脚疽论

人有脚趾上，忽然发痒，而后作痛，指甲现黑色，第二日连脚
趾俱黑，第三日连脚面俱黑，黑至腿上，过膝即死，亦无名肿毒之
一种也。因人贪欢，过服春药，是火热之毒，非脚疽可比。若脚疽
止黑在脚趾，而不至脚面也。然脚疽最凶，虽不如无名肿毒之横，
而杀人则一也。盖脚为四余之末，宜毒之所不到者也，何以凶恶至
此？正以谓毒所不到之处而毒聚不散，反出于脚趾之间，则毒盛非
常，而治之不可轻视也。然则用泻毒之药治之可乎？而孰知不然。
凡人身气血，周流上下，则毒气不能聚结于一处。惟气血亏损，不
能遍走经络，而火毒恶邪，乃固结于骨节之际。脚疽之生，正因气

血之亏，不能周流之故，安可单泻其毒，以再伤其气血乎？治之法，必须大补气血，而佐以泄毒之品，则安全之道也。方用顾步汤：

牛膝　黄芪　石斛　当归各一两　金银花三两　人参三钱

水煎服，一剂而黑色解，二剂而疼痛止，三剂愈。若已溃烂，多服数剂，无不愈也。此方用金银花以解毒，非用牛膝、石斛，则不能直达于脚趾；非用人参、归、芪，亦不能使气血流通以散毒也。故用此方治脚疽多效，即是无名肿毒用此方治之，亦可得生。世医用刀割去脚趾，亦是治法，不若此方于补中散毒，起死为生，既无痛楚之伤，又有全活之效也。

秘诀：

顾步汤药治脚疽，牛芪石斛一两归，

三两银花参三钱，未溃三剂溃四奇。

本症用地丁饮亦效：

紫花地丁　甘菊花　牛膝各一两　甘草五钱　天花粉三钱

水煎服，未溃二剂，已溃再服二剂收功，多服为妙。

秘诀：

又有脚疽紫地丁，甘菊牛膝一两同，

甘草五钱粉三钱，未溃二剂溃再功。

人有脚腿之上，忽然肿起一块，皮色如常又不痛，人以为痈疽也，谁知是气血大虚之故乎？夫痈疽而皮色不变，乃气血之虚，而曰非生痈也，其谁信之？嗟乎！气所以行血者也。气行则血行，气止则血止，若气血相活，纵有邪气亦难成肿。邪气之盛，由于气血之衰，其肿为痈，每每作痛，而色必变为红赤也。然是痈也，肿而不痛不赤，皮色不变，有肿名而无肿实，纯是气虚而血无以养，邪盛而气不能制也。治之法，宜补气以养血，何必化毒以祛邪哉？方用补中益气汤：

白术　黄芪各一两　升麻五分　柴胡　陈皮各一钱　茯苓三钱甘草　制半夏各二钱　人参　当归各五钱

水煎服，十剂而肿自消矣。此方乃益气之圣药，非消肿之神剂，何以用之而肿即消也？差真气夺则虚，邪气盛则实，真气愈虚，邪气愈盛，不能补气之药，则气何以能行，肿何以能消哉？盖补中益气汤善能补气，故能消肿，何况又益以消肿去湿之品，所以易于建功耳。

**秘诀：**

> 补中益气两术芪，升麻五分钱柴陈，
> 苓三甘草制夏二，参归五钱十剂神。

又用下方亦效：

当归　人参各五钱　黄芪一两　牛膝五分　荆芥　茯苓　天花粉　附子各三钱　甘草一钱

水煎服。

**秘诀：**

> 还有五钱当归参，一两黄芪牛五分，
> 荆芥苓粉俱三钱，附予三钱草钱存。

## 痔漏论

人有肛门内外四旁，忽然生长红瘰，先痒后痛，渐渐成痔，日久不愈，此症皆由湿热所成也，多因地气之湿，加以嗜饮酒热之毒，所以结于肛门边而不能遽化矣。夫肛门通于大肠，若内有湿热，宜从大肠而出，何以结而成痔？以湿热在大肠不能久留，势必尽趋于肛门，而肛门乃大肠之锁钥，未免有开闭防范之意，不容湿热出于其外，则蓄积日久，而湿热之毒，肛门独受其害矣。虽有内痔外痔之殊，而其为湿毒则一也。治之法，何能舍湿毒而他求乎？肛门虽去脾胃甚远，而化湿热之毒，则不能不假道于脾胃，肛门未受其益，而脾胃先受其损，所以多无成功也。故用药必须无损于脾胃，而有益于肛门，治之始能奏功也。方用益后汤：

山药　茯苓　白芍　苡仁各一两　地榆三钱　穿山甲（炒）一片

水煎服，四剂宽快；再四剂愈后，将此方每味加十倍研末，炼蜜为丸，梧子大，空心开水送服五钱，服完即愈。此方利水清热，无伤于脾胃，而有益于肛门，两全之道也。

**秘诀：**

> 内外生痔益后汤，山药茯苓芍两襄，
>
> 苡仁一两地榆三，山甲一片土炒黄，
>
> 四剂宽快再四愈，加倍研末蜜丸尝。

此症用榆槐饮亦效：

槐米二钱　地榆　茯苓　车前子各三钱

水煎服，四剂痊愈。

**秘诀：**

> 榆槐饮中药四味，槐米二钱三地榆，
>
> 茯苓车前亦用三，四剂痊愈无容虑。

人有肛门先因有痔疮，因不慎酒色，遂至腐烂，变成漏疮，不能收口，生长肉管，流脓淌血，甚以为苦。医人治法，多用刀针挂线，徒受苦楚，内毒未除，外口难长，经年累月，不能奏功。盖肛门之肉，不比他处之肉，非横生则纵生也。而肛门之肉有纵有横，最难生合。况大便不时经过，又易损伤，然经刀针挂线，是已伤而益伤，安能遽长皮肉乎？故刀线不可轻用，惟消其湿热之毒，内治为佳。然漏生既久，气血必虚，徒事止漏，反伤气血，亦难奏功也。方用青龟丸：

乌龟一个　茯苓五两　薏苡仁四两　羊蹄后爪四对　土炒山甲五钱　人参二两　黄芪八两　当归三两　白芷　槐米各二两　瓦松二钱　干青苔一两

共研末，将乌龟用石臼捣死，同药拌匀，锅内蒸熟，焙干为末，炼蜜为丸，梧子大，每早开水送服三钱，服至半月漏白干，连服两月而漏痂满，一料服完痊愈。必须严戒酒色三月，不然不能奏功。此方去湿而不散气，散毒而不损血，补漏于无形，填隙于有孔。愿人坚持三月酒色之戒，以去十年之病也。

**秘诀:**

> 青龟九用苓薏仁,羊蹄后爪山甲参,
>
> 芪入归三芷槐二,瓦松二钱苔两斟。

人有大便时先射出血,而后便粪,人以为便血之病也,谁知是肛门内生血痔乎?夫痔久必变为漏,宜流脓血。但人之受病不同,而见症亦异。此症得于多饮烧酒,酿成热毒,走于直肠,不得遽泄,乃结成小痔而不化,久则皮破血流,此乃血出于直肠之外,非出血直肠之中,乃膀胱之血也。膀胱化气而不化血,酒毒渗入膀胱,则酒气化水,出于阴器。酒毒燥血,无路可出,而毒结于直肠之外,毒而内攻,而直肠之痔生矣。然生痔必有其隙可乘,而膀胱之血注之久,且以血引血,不独膀胱之血尽归之矣。乘大便之开闭,血先夺门而出,故从大便而直射,正见其欲出之速耳。治法似宜急堵其血隙,使之无出路为第一策。然私窦既开,漏血易泄,不急清其上游之源,而但截其下流之隙,非计之善也。方用清源散:

全蝎 土炒山甲各二两 珍珠(豆腐煮)三钱 瓦松一条

研末,每日开水调一茶匙服之,服至一月即效。如不愿调服,用米饭捣烂,为丸梧子大,每日开水送下二十丸。服时必须戒酒色。

**秘诀:**

> 清源全蝎用二两,山甲亦二土炒黄,
>
> 珍珠三钱豆腐煮,瓦松一条阴干尝,
>
> 每日开水调茶匙,服至一月妙无方。

**又方:**

茯苓 白芍 白术各五钱 白芷 槐花 人参 地榆 黄连各三钱 车前子 葛根 三七参各二钱 穿山甲研冲一钱

水煎,穿山甲、三七末冲服,三剂血减去黄连,再三剂则愈矣。严戒酒色三月可痊。此方妙在以黄连解酒热之毒,所谓先清其源也。盖上游无病,而下流自安。况诸药分配得宜,无非去湿化热之味,堵塞有方,何患洪水冲决哉?

**秘诀：**

> 肉痔苓芍术五钱，芷槐三钱参榆连，
>
> 车葛二钱三七参，一钱山甲冲服安，
>
> 三剂去连再三剂，严戒酒色乃可痊。

方用止射丹亦效：

黄芩　槐花　荆芥各三钱　瓦松一条　生地　当归各一两

水煎服，连服四剂则血干矣。或此方加十倍研末，炼蜜为丸，梧子大，每服三钱，徐徐自愈。

**秘诀：**

> 又有一名止射丹，芩槐荆芥俱三钱，
>
> 瓦松一条地归两，连服四剂血自干。

## 大肠痈论

人有腹中痛甚，手不可按，而右足屈而不伸者，人以为腹中火盛而存食也，谁知是大肠生痈乎？夫腹痛而足不能伸者，俱是肠内生痈，而大肠生痈，则足尤不能伸也。惟是大肠生痈，亦自有故，无不成于火，火盛而不散，则郁结而成痈矣。然火之有余，实本于水之不足。水衰则火旺，火旺而无制，乃养成其毒而不可解。治之法，必须壮水以制火，则毒消而痈愈矣。方用清肠饮：

元参　地榆　麦冬各一两　金银花三两　当归二两　甘草三钱
薏苡仁五钱　黄芩二钱

水煎服，一剂而痛少止，二剂而足可伸，再二剂而毒尽消矣。此方纯是润肠之品，又是活血解毒之味，虽泻火而实滋阴，所以相济而相成，取效如神耳。倘不益阴以润肠，而惟攻毒以降火，则大肠先损，又何能胜火毒之凌烁哉？勿怪愈治而愈不效也。

**秘诀：**

> 清肠饮药治肠痈，元参一两榆麦冬，
>
> 银三归二草三钱，薏五芩二四剂从。

本症用两间汤亦佳：

苡仁　当归各二两　槐花　天花粉各三钱　锦地罗一两　地丁五钱　甘草八钱

水煎服，一剂减，二剂愈。

**秘诀：**

　　两间汤用苡仁归，槐粉三钱一两锦，

　　地丁五钱八钱草，二剂神妙去其根。

又方：

人参一两　当归二两　生地　甘草　锦地罗各五钱　地榆　天花粉各三钱　黄芩二钱

**秘诀：**

　　救胃参两二两当，生地甘罗五钱襄，

　　榆粉三钱黄芩二，一剂能食否不详。

人有大肠生痈，右足不能伸，腹中痛甚，便出脓血，肛门如刀之割，此肠痈已溃烂也。能食者生，不能食者死。因火毒炽盛，而不能饮食者，正可弃之而不救也。然不能食者之中，亦有非因火毒之炽而然也。则又不可因其不能食而弃之也。凡痈疽之症，均以有胃气为佳，故治痈疽，以扶胃气为第一法，而少加败毒化脓之味，则正气不伤而火毒易散也。今大肠痈溃，不思饮食，则胃气已尽绝，大危之症也，若不急补胃而惟治痈，必死之道也。方用肠痈溃烂汤：

人参　苡仁　白术　山药　元参各一两　甘草三钱　金银花四两　山羊血一钱

水煎服，服药时冲入山羊血，一剂胃气开，二剂脓少，三剂痛止，四剂痊愈。

此方全在救胃，而败毒祛脓已在其中矣。妙在金银花虽是治毒之品，而仍乃滋阴之药，为疮家夺命之将军，乃至仁至勇之师，又得参、术以助其力，则散毒尤神。山羊血止血消浊，且善通气，引诸药直入痈以解散之，乃向导之智者也。合而治之，则调和有人，抚绥有人，攻剿有人，安得不奏功如神乎？自然胃气大开，化精微而输于大肠也。倘胃气未伤，服之尤奏功如响，万勿疑畏而不敢用，枉人性命耳。

**秘诀：**

> 肠痈溃烂便脓血，参苡术药元两接，
>
> 甘草三钱银四两，临服冲入山羊血。

人有大肠生痈，少腹痛甚，淋漓不止，精神减少，饮食无味，面色萎黄，四肢无力，自汗盗汗，夜不能寐者，人以为火盛生痈也，谁知是水衰不能润肠乎？夫大肠之所以能传导者，全赖肾水之灌注也。今因醉饱房劳，过伤精力，遂至火动水涸，又兼生冷并进，以致气血乖违，湿动痰生，肠胃痞塞，运化不通，气血凝滞，结而成痈也。然则生痈之前，亦本乎肾水之不足，而溃烂之后，又复流其秽水，是因虚而益虚矣。若作火毒治之，鲜不变为死症！必须大补其肾水，而并补其脾胃之气，则脾胃化精生水，庶枯涸之肠，一旦得滂沱之润，自然餍足而重苏，正不必治痈，而惟补气，气血足而肌肉自生矣。方用加味六味地黄汤：

山药　山茱萸各八钱　熟地二两　黄芪一两　泽泻一钱　人参　麦冬各一两　茯苓三钱　丹皮六钱

水煎服，连服数剂，腹痛止而精神健，则愈矣。此方六味以补肾水，加入参、麦、芪以补脾胃之土，土旺而肺气自旺。肺与大肠相表里，且又为肾之母，自然子母相需，表里相应，故奏功如神也。

**秘诀：**

> 加味六味山山地，芪泽参麦苓丹皮，
>
> 连服四剂腹痛止，精神而健则愈矣。

方用加味壮水汤亦治之：

元参　生地各二两　麦冬　甘菊花　山茱萸各一两　蒲公英五钱　五味子　贝母各二钱

水煎服，再剂去蒲公英、元参，加茯苓五钱、人参五钱。

**秘诀:**

> 加味壮水二元地，麦菊山萸一两备，
>
> 蒲公五钱味贝二，再去英元苓参配。

## 小肠痈论

人有腹痛口渴，左足屈而不伸，伸则痛甚，手按其痛处，更不可忍者，人以为腹中生痈也，谁知是小肠痈乎？肠中生痈不同，有大小肠之分，屈右足者大肠生痈，屈左足者小肠生痈也。今屈而不伸者，既在左足，是痈生于小肠，而非生于大肠矣。惟是大肠之痈易治，小肠之痈难医，以大肠可泻而小肠难泻也。若得其法，又何难哉？盖大肠可泻其火，从糟粕而出；小肠可泻其火，从溲溺而泄也。方用泻毒至神汤:

刘寄奴　车前子　金银花　泽泻各三两　甘草各三两　茯苓　苡仁各一两　肉桂一分

水煎服，一剂而水如注，二剂而痛顿止，三剂而症如失，不必四剂矣。此方皆利水之药，重用金银花为消毒之品，何以建功之神如此？盖小肠之毒，必须内消，而内消之药舍金银花，实无他药可代。以他药消毒，均能损伤正气，而小肠之气断不可损伤，故必须以金银花为君药。但金银花不能入于小肠之中，而佐以茯苓、车前、泽泻、苡仁之类，引入小肠，又加肉桂一分，得其气味，直入膀胱从溲溺而化其毒。若恐火毒太甚，诸药不能迅速收功，更加寄奴之速祛，甘草之缓调，刚柔迟速，兼而行之，既无留滞之虞，又无峻烈之害，自然火毒尽从小肠膀胱而出也。

**秘诀:**

> 泻毒至神寄奴三，车银草泽重如前，
>
> 苓苡一两桂分入，三剂服后患可痊。

此症方用王公汤亦效:

王不留行　蒲公英　车前子各一两　甘草五钱　金银花三两

水煎服，一剂效。

**秘诀:**

> 王公汤治小肠痈, 不留一两蒲公英,
>
> 车前一两五钱草, 银花三两一剂从。

人有腹痛呼号不已, 其痛却在左腹, 按之痛不可忍, 不许人按, 人以为食积在大肠也, 谁知是小肠之生痈乎? 夫肠痈必屈其足, 而今不屈足, 似非肠痈之病。然肠痈生于肠内, 在大肠者屈右足而不伸, 在小肠者屈左足而不伸也。若痈生于肠外者, 皆不屈足, 痛在左则小肠生痈, 痛在右则大肠生痈也。至于食积燥粪之痛, 时而痛, 时而不痛, 不若生痈之痛, 有定而不移, 常痛而无止息也。大小肠生痈于肠内, 尚可破溃, 而大小肠生痈于肠外, 断不可使之溃烂者, 以肠外无可出之路, 皆必死之症也。而小肠更甚, 必须急治, 以利水解毒为妙, 否则变生不测矣。方用利水解毒内消丹; 亦可用王公汤, 再加金银花三两可矣。

金银花四两　车前子五钱　薏苡仁　茯苓各一两　当归二两
甘草三钱

水煎服, 一剂而痛大减, 二剂而痛又减, 三剂而痛全止, 四剂而痊愈矣。此方即前方 (泻毒至神汤) 之变方也。但前方于利水之中而行其败毒之法, 此方则于利水之中而佐以补血败毒之味也。盖痈破尤宜利水, 利水则毒随之而出, 易于涤除。如痈未破, 而不补血, 徒事利水, 利水则水泄血虚, 毒亦难于消化。同中之异, 不可不知也。然此症须急早治之, 否则痈虽愈而瘀血流于肠外, 必有终身腹痛之患矣。

**秘诀:**

> 利水解毒内消丹, 银花四两车五钱,
>
> 薏仁苓两归二两, 甘草三钱一同煎。

人有腹痛骤甚, 小便流血, 左足不能伸者, 人以为小肠生痈也, 谁知是小肠之火太盛乎? 夫小肠生痈, 必屈左足, 今左足不伸, 明是生痈之证, 而余独谓是火盛者何也? 盖生痈必有其徵, 岂有一旦骤生而流血者乎? 痈久而脓生, 脓欲尽而血出, 岂有不溃不烂而先出血者乎？然左足之屈，则又何也？盖小肠与大肠不同，小肠细而大肠宽，宽者可以容邪，而细则难以容邪，此必然之理也。小肠受火煎熬，则肠中逼迫，不能舒畅，而左足应之，故暂屈而不能伸，不若生痈者长屈而不能伸也。万不可因足之不伸，即信是痈，而妄用解毒之药，其害大矣!然火毒与痈，从何而辨之？初病之时，辨其小便之有血无血耳。如初痛而足不伸，小便无血，乃是生痈。初痛而足不伸，小便有血，乃是火痛，断不差也。治之法，泄其火邪不必化毒，则痛自止而足自伸矣。方用加味小柴胡汤治之：

柴胡二钱　黄芩三钱　人参　茯苓各五钱　半夏　甘草各一钱
生姜三片　大枣二枚

水煎服，一剂而足伸，二剂而血止，肠亦不痛矣。小柴胡汤非治小肠痈之药也，何以用之而效验之捷如此？盖小肠之火盛者，起于肝木之郁也，木郁则火生，不敢犯心而犯小肠耳。夫火性炎上，今不上炎而反致下炽，拂其火之性矣，此小肠所以受害而作痛也。至于血流于小便中者，又是何故？盖小肠之血，为火所逼，恐火烁血干，故越出于小肠之外，直走膀胱，反使水道不行而流血也。小柴胡汤既舒其肝胆之气，则上炎之火气，其性即顺而不逆也，又得茯苓以分消其水气，则水顺流而不横，其血归经而不逆，自然气舒血和而消毒矣，此方之所以奇耳。

**秘诀：**

加味小柴治肠毒，黄芩三钱参苓五，
夏草一钱加姜枣，二剂血止肠痛主。

此症用车苓连甘汤亦效：

车前子五钱　茯苓一两　黄连　甘草各三钱
水煎服。

**秘诀：**

又有车苓连甘汤，车前五钱苓两襄，
甘连三钱同煎服，止血通和此方良。

# 傅氏儿科

# 小儿科

## 色

小儿鼻之上，眼之中色红者，心热也；红筋横直，现于山根，皆心热也；色紫者，心热之甚而肺亦热也；色青者，肝有风也；青筋横直现者，肝热也；直者，风上行；横者，风下行也；色黑者，风甚而肾中有寒也；色白者，肺中有痰；黄者，脾胃虚而作泻。一观其色而疾可知矣。

## 脉

大人看脉于寸、关、尺，小儿不然，但看其数不数而已。数甚则热，不数则寒也；数之中浮者，风也；沉者，寒也；缓者，湿也；涩者，邪也；滑者，痰也；有止歇者，痛也；如此而已，余不必过谈也。

## 三关

小儿虎口，风、气、命三关，紫属热，红属寒，青属惊风，白属疳。风关轻，气为重，若至命关则难治矣。

## 不食乳

小儿不食乳，心热也。葱煎乳汁，令小儿服之亦妙，不若用黄连三分，煎汤一分，灌数次即食矣。神效。

## 脐不干

用车前子炒焦为细末，敷之即干。

## 山根

山根之上，有青筋直现者，乃肝热也。方用：

柴胡 半夏各三分 白芍 茯苓各一钱 当归 白术各五分 山楂三个 甘草一分 水煎服。

有青筋横现者，亦肝热也，方用：

茯苓一钱 山楂三个 甘草一分 水煎服。

有红筋直现者，心热也，亦用前方加黄连一分，麦冬五分，去半夏加桑白皮、天花粉各二分，水煎服。

有红筋斜现者，亦心热也，亦用前方加黄连二分。热积于胸中，不可用半夏，用桑白皮、花粉可也。

有黄筋现于山根者，不论横直，总是脾胃之证，或吐或泻，腹痛，或不思食，方用：

白术　茯苓各五分　陈皮　人参　麦芽各二分　神曲　甘草各一分　淡竹叶七分　水煎服。

有痰加半夏一分，白芥子二分；如口渴有热者，加麦冬三分，黄芩一分；有寒加干姜一分；吐加白蔻一粒；泻加猪苓五分。腹痛，按之大叫者，食也，加大黄三分，枳实一分；按之不呼号者，寒也；加干姜三分。如身发热者，不可用此方。

## 发热

不拘早晚发热者，俱用万全汤，神效。

柴胡　白术　黄芩　神曲各三分　白芍　麦冬各一钱　当归五分　茯苓二钱　甘草　苏叶各一钱　山楂三个　水煎服。

冬加麻黄一分，夏加石膏三分，春加青蒿三分，秋加桔梗三分，有食加枳壳三分，有痰加白芥子三分，吐加白蔻一粒，泻加猪苓一钱。小儿诸证，不过如此，不可作惊风治之。如果有惊风加人参五分，其效如神。

凡潮热、积热、疟，乃脾积寒热，俱用姜、梨引。柴胡、人参、黄芩、前胡、秦艽、甘草、青蒿各一分，童便浸晒干生地一寸，薄荷二叶或生梨、生藕一片，水煎服，甚效。

## 感冒风寒

方用：

柴胡五分　白术　白芍各一钱　茯苓　半夏各三分　陈皮二分　炙甘草四分　当归八分　水煎热服。

## 惊风

世人动曰惊风，谁知小儿惊则有之，而风则无。小儿纯阳之体，不当有风而状有风者，盖小儿阳旺内热，内热则生风，是非外来之风乃内出之风也。内风作外风治，是速之死也。方用清火散风汤：

白术　栀子各三分　茯苓二钱　陈皮　甘草　半夏各一分　白芍一钱　柴胡五分　水煎服。

此方健脾平肝之圣药，肝平则火散，脾健则风止，断不可以风药表散之也。

## 惊风

凡惊风皆由于气虚。方用压风汤：

人参　白术　神曲各五分　甘草　半夏　丹砂各三分　茯神一钱　砂仁一粒　陈皮一分　水煎服。

治慢惊风加黄芪。

## 痢疾

方用：

当归　白芍各一钱　黄连二分　枳壳　槟榔各五分　甘草三分　水煎温服。

红痢倍黄连、白痢加泽泻三分，腹痛倍甘草加白芍，小便赤加木通三分，下如豆汁加白术一钱，伤食加山楂、麦芽各三分，气虚加人参三分。

## 泄泻

身热如火，口渴舌燥，喜冷饮而不喜热汤。方用泻火止泻汤：

车前子二钱　茯苓　白芍　麦芽各一钱　黄连　猪苓各三分　泽泻五分　枳壳二分　水煎服。

## 寒泻

此症必腹痛而喜手按摩，口不渴而舌滑，喜热饮而不喜冷水也。方用散寒止泻汤：

人参　白术各一钱　茯苓二钱　肉桂　干姜各二分　甘草一分　砂仁一粒　神曲五分　水煎服。

## 吐

此症虽胃气之弱，亦脾气之虚。小儿恣意饱食，不能消化，久之上冲于胃口而吐也。方用止吐速效汤：

人参、白术各一钱，砂仁一粒，茯苓二钱，陈皮二分，半夏、干姜各一分，麦芽五分，山楂三个，水煎服。

## 咳嗽

苏叶五分　桔梗　甘草各一钱　水煎热服。有痰加白芥子五分便是。

## 疳证

此证热而因乎心热也，遂至口中流涎。若不平其心火，则脾火更旺，湿热上蒸而口涎不能止。

芦荟　桑白皮各一钱　半夏　黄连　薄荷各三分　茯苓二钱　甘草一分　水煎服。此心脾两清之圣药也，引火下行而疳自去矣。

## 口疳流水口烂神方

黄柏二钱　人参一钱　共为细末，敷口内，一日三次即愈。此方用黄柏去火，人参健脾，大人用之亦效。

## 疳证泻痢眼障神效方

石决明（醋煅）一两　芦荟　川芎　白蒺藜　胡黄连　五灵脂　细辛　谷精草各五钱　甘草三钱　菊花四钱　猪苓去筋，捣烂为丸如米大，每服二十五丸，不拘时，米汤下。

## 疟疾

柴胡六分　白术　茯苓　归身各一钱　白芍钱半　半夏　青皮　厚朴各五分　水煎成，露一宿，再温与服。热多者，加人参、黄芪各五分；寒多者，加干姜三分；痰多者，加白芥子一钱；夜热加何首乌、熟地各二钱，日发者不用加；腹痛加槟榔三分。

## 便虫

方用：榧子（去壳）五个　甘草三分　米饭为丸。服二次，则虫化为水矣。

### 积虫

使君子十个，去壳，炒，槟榔、甘草各一钱，榧子十个，去壳，米饭为丸，如桐子大，每服十丸，二日虫出，五日痊愈。

### 痘证回毒或疔肿方

银花五钱，甘草　元参各一钱　人参二钱　水煎服。

### 痘疮坏症已黑

痘疮坏症已黑者，人将弃之，药下喉即活。

人参三钱　陈皮　荆芥各一钱　蝉蜕五分　元参　当归各二钱水煎服。

此乃元气虚而火不能发也，故用人参以补元气；元参去浮游之火；陈皮去痰开胃，则参无碍而相得益彰；荆芥以发之，又能引火归经，当归生新去旧，消瘀血；蝉蜕解毒除风。世人何知此妙法！初起时不可服，必坏证乃可服。

### 急慢风三、六、九日一切风

急、慢风，三、六、九日一切风俱治。

陈胆星　雄黄　朱砂　人参　茯苓　天竺黄　钩藤　牛黄　川郁金　柴胡　青皮　甘草　共为细末，煎膏为丸如豌豆大，真金一张为衣，阴干勿泄气，薄荷汤磨服。

### 治火丹神方

丝瓜子一两　柴胡　升麻各一钱　当归五钱　元参一两　水煎服。此方详火证门，小儿用之亦效，故又出之。

又方：升麻　青蒿　黄芪各三钱　元参一两　干葛三两　水煎服。

此二方妙在用青蒿，肝胃之火俱平，又佐以群药重剂，而火安有不减者乎？

# 傅氏杂方

# 小儿杂方

## 小儿吐乳方

白豆蔻　砂仁各七粒　生甘草　炙甘草各二钱　共研细末，频擦口中，任其咽下，奇效。

## 脐汁不干方

治脐汁不干方：用车前子炒焦为细末，敷之即干。

## 小儿肚脐突出方

小儿肚脐突出半寸许，此气旺不收也，若不急按之，往往变为弓角反张。方用：

茯苓　车前子各一钱　甘草　陈皮　通草各三分（无通草用灯心一撮）煎汤饮之，一剂即愈，神方也。

## 治寸白虫方

百部根五钱　槟榔五钱　水煎（服），一剂虫全下。

## 又方

飞罗白面制半夏　生白矾各三钱　共为细末，水滴成丸，分三日服，开水服，虫化为水。大人照方十倍合服。

# 胎毒方

## 小儿洗胎毒方

荆芥　蒲公英　甘草各五钱　槐条二十寸　葱须一撮　花椒三钱　艾叶一撮　水一沙锅煎洗

## 胎毒肥疮方

花椒三钱　白芷　黄柏　铅粉各二钱　枯矾三钱　共为细末，麻油凋敷，甚效。

# 口疮方

## 小儿红白口疮外治方

蕊仁五分（去油）　朱砂五分　冰片一分　共为末，熟枣二枚

（去核），和一处，摊乌青布上，贴脚心处。

### 又方

乌梅子一钱　冰片少许，共研细末，吹之，速效。

### 又方

人中白（煅）　研细末，吹之，神效。

## 夜啼方

### 小儿夜啼不止，状如鬼祟方

蝉脱（四个为末）　朱砂（水飞）二分　薄荷四分（水）煎，酒数滴调服，立止。

### 又方

乌梅子焙研，唾津和立饼，填脐内，立止，甚效。

## 尿血方

### 周岁小儿尿血方

大甘草（一两二钱）　水（煎二碗）　服完即愈。

## 寒积食积方

### 治腹痛寒积食积方

生姜一两　柿蒂七个　砂仁五粒　山楂五钱　干萝卜一撮　红糖一曲　大枣二枚　水煎服，分两次服。

### 阳证吐血方

凡人吐血，人以为火也。用凉药以泻火，乃火逾退而血愈多；或用止血之品仍不效，此乃血不归经也，当用补血之药，而佐以归经之味，不必止［血］而自止矣。方用：

人参五钱　当归一两　荆芥（炒黑）三钱　丹皮（炒黑）二钱　水煎服。

一剂而血无不止者。此方妙在不专补血，而反去补气以补血；尤妙在不去止血，而去行血以止血。盖血逢寒则凝结而不行，逢散即归经而不逆，救死于呼吸之际，实大有奇功。

## 气喘方

肾火之逆，扶肝气而上冲之喘也，病甚有吐红粉痰者，此肾火炎上以烧肺金，肺热不能克肝，而龙雷之火升腾矣。龙雷火，相火也。方用：

地骨皮　沙参各一两　麦冬　白芍各五钱　桔梗五分　白芥子二钱　丹皮三钱　甘草三分　水煎服。

此方妙在地骨皮清骨髓中之火，沙参、丹皮以养阴，白芍平肝，麦冬清肺，甘草、桔梗引入肺经，则痰喘除，而气喘可定矣。

## 贞元饮

治喘而脉微涩者。

熟地三两　当归七钱　甘草一钱　水煎服。

妇人多有此症。

## 久嗽方

秋伤于湿，若用乌梅、罂粟壳，断乎不效，方用：

陈皮　当归　白术　枳壳　桔梗　甘草各等分　水煎服。

三剂帖然矣。冬嗽皆秋伤于湿也，岂可拘于受寒乎？

## 肾水成痰引火下降方

肾中之水，有火则安，无火则泛。倘人过于入房，则水去而火亦去，久之则水虚而火亦虚；水无可藏之地，则必泛上而为痰矣。治法，欲抑水之下降，必先使火之下温，当于补气之中，又用大热之药，使水足以制火，而火足以暖水，则水火有既济之美也。方用：

熟地三两　山茱萸一两　肉桂二钱　北五味一钱五分　牛膝三钱水煎服。

一剂而痰下行，二剂而痰无不消矣。

凡人久有痰病不愈，用猪肺一个，萝卜子五钱，研碎，白芥子一两，五味调和，饭锅蒸熟、饭过顿服一个即愈。此乃治上焦之痰，汤药不愈者，最神效。

### 劳病证

劳病既成，最难治者。盖必有虫生之，以食人之气血也。若徒补其气血，而不入杀虫之品，则饮食入胃，只荫虫而不生气血矣。但只杀虫而不补气血，则五脏尽伤，又何有生理哉？惟于大补之中，加入杀虫之品，则元气既全，真阳未散，虫死而身安矣。方用：

人参三两　熟地　地栗粉各八两　鳖甲一斤（醋炙）　神曲五两　麦冬一两　桑叶八两　白薇三两　山药一斤　何首乌八两

上共为末，将山药末打成糊，和为丸。每日滚白水送下五钱，半年而虫从大便出。

### 血治法

血不归经，或上或下，或四肢毛窍，各处出血。循行经络，外行于皮毛，中行于脏腑，内行于筋骨，上行于头目两手，下行于二便一脐，是周身无非血路。一不归经，斯则各处妄行，有孔即钻，有洞则泄，甚则呕吐，或见于皮毛，或出于齿缝，或渗于脐腹，或露于二便。宜顺其性而引之，以归经已耳。方用：

当归　白芍　麦冬各三钱　熟地　生地各五钱　茜草根　川芎　荆芥　甘草各一钱　水煎服

此方即四物汤加减，妙在用茜草根，引血归经。服一二剂后，用六味地黄汤，补肾以滋肝木；肝得养，则血有可藏之经，而不外泻矣。

### 肺脾双治汤

如人咳嗽不已、吐泻不已，此肺脾之伤。人以为：咳嗽宜治肺，吐泻宜治脾。殊不知，咳嗽由于脾气之衰，斡旋之令不行，则上为咳嗽矣；吐泻由于肺气之弱，清肃之令不行，始上吐而下泻。方用：

人参一钱　麦冬　茯苓各二钱　柴胡　车前子各一钱　神曲五分　薏苡仁一钱　甘草五分　水煎服。

此治肺治脾之药，合而用之，咳嗽之病、吐泻之症各愈，所谓一方而两用之也。

## 肾肝同补汤

肾水不能滋肝木，则肝木抑郁而不舒，必有两胁饱闷之症。肝木不能生肾中之火，则肾水日寒．必有腰背难于俯仰之症。肝肾必须同补。方用：

熟地一两　山茱萸　白芍　当归各五钱　柴胡二钱　肉桂一钱
水煎服。

此方熟地、山茱萸补肾之药，而当归、白芍、柴胡、肉桂补肝之品。既去云平肝补肾，似乎用药不该有轻重，今补肝之品多于补肾者何也？盖肾为肝之母，肝又为命门之母也岂有肝木旺而不生命门之火者哉？

## 心肾同源汤

肾，水脏也，心，火脏也。是心肾二经为仇敌矣，似不宜牵连而一合治之。不知心肾相克而实相须：无心之火则成死灰，无肾之水则成冰炭；心必得肾水以滋养，肾必得心火而温暖，如人惊惕不安，梦遗精泄，岂非心肾不交乎？人以惊惕不安为心之病，我以为肾之病；人以梦遗精泄为肾之病，我以为心之病；非颠倒也，实有至理焉矣。方用：

熟地五两　山茱萸二两　山药三钱　白术五两　人参三两　芡实五钱　茯神三两　石菖蒲一两　炒枣仁三两　远志一两　五味子一两
麦冬三两　柏子仁三两

蜜丸每早晚温水送下五钱。

此方之妙，治，肾之药少于治心之味，盖心君宁静，肾气自安，何至心动，此治肾正所以治心，治心即所以治肾也，所谓心肾相依。

## 气血双补方

饮食不进，形容枯槁，补其气而血益燥，补其血而气益馁；助胃气而盗汗难止，补血脉而胸膈阻滞。法当气血同治，方用：

熟地三钱　人参　白术各一钱　当归二钱　川芎一钱　白芍三钱
茯苓二钱　麦冬五钱　谷芽一钱　甘草八分　陈皮五分　神曲五分

水煎服。

此方气血双补，与八珍汤同功，而胜于八珍汤也，妙在补中有调和之法耳。

## 扶正散邪汤

此专治正气虚而邪气入之者，如头疼发热；凡脉右寸口大于左寸口者，急以此方投之，效。方用：

人参一钱　白术　茯苓各二钱　半夏一钱　柴胡三钱　甘草一钱

水煎服。

## 内伤猝倒方

凡人猝然昏倒，迷而不悟，喉中有痰，人以为风也，谁知是气虚乎?若作风治，未有不死者。盖因平日不慎女色，精亏以致气虚；又加起居不慎，而有似乎风之吹倒者。方宜用：

人参　黄芪　白术各一两　茯苓五钱　白芥子三钱　石菖蒲二钱　附子一钱　半夏二钱　水煎服。

此方补气而不治风，消痰而不耗气；一剂神定，二剂痰清，三剂可痊愈。

## 便血矣而又尿血方

血分前后：便出于后阴，尿出于前阴——最难调治。然总之出血于下也。方用：

生地黄一两　地榆五钱　水煎服。二症自愈。

盖大、小便各有经路，而其源同，因膀胱之热而来也。生地、地榆俱能清膀胱之热，一方而两用之，于分之中有合也。

## 中气矣而又中痰方

中气、中痰，虽若中之异，而实皆中于气之虚也。气虚自然多痰，痰多必然耗气，虽分而实合耳。方用：

人参一两　半夏　南星　茯苓各三钱　附子一钱　甘草一钱　水煎服。

盖人参原是气分之神剂，而亦消痰之妙药；半夏、南星虽是逐痰之神品，而亦可扶气之正药；附子、甘草，一仁一勇，相济而成。

## 疟疾方用遇仙丹

生大黄六两　槟榔三两　三棱二两　莪术　黑丑　白丑各三两
木香二两　甘草一两　共为细末，水丸，樱桃大。

如遇发日，清晨温水化下三四丸。药行后以温米饭补之。忌腥
冷、荞面等物。孕妇勿服。

## 治痢疾腹不痛方

凡痢腹不痛者，寒也。方用：

白芍　当归各三钱　萝卜子　枳壳　槟榔　甘草各一钱　水煎
服。

前方治壮实之人，火邪挟湿乃尔也，此方治寒痢腹不痛者。更
有内伤劳倦与中气虚寒之人，脾不摄血而成血痢，当用理中汤加木
香、肉桂。或用补中益气汤加熟地、炒黑干姜，治之而愈也。

## 风、寒、湿合病治方

风、寒、湿三气，合而成疾，客于皮肤肌肉之间，或疼或麻
木。

牛皮胶二两　天南星（研）五钱　生姜汁共熬膏，摊贴。后用
热鞋底子熨之。

再用羌活、乳香、没药末，更妙。

## 腹痛方

治冷气心腹疼痛，此方名火龙丹。方用：

硫黄一两（醋制）　胡椒一钱　白矾四钱　醋打荞面为丸，桐子
大，每日服二十五丸，米汤送下。

## 大满方

此邪在上焦壅塞而不得散也。方用：

枳壳　栀子各三钱　瓜蒌（捣碎）一个　陈皮　天花粉各三钱　厚
朴钱五分　半夏　甘草各一钱　水煎服。

此方之妙，全在瓜蒌能祛胸膈之食，而消上焦之痰；况又佐以

枳壳、花粉，同是消中之圣药；又有厚朴、半夏，以消胃口之痰；尤妙在甘草，使群药留中而不速下，则邪气不能久存，自然散矣。

## 舒筋方

人一身筋脉，不可有病，病则筋缩而身痛，脉涩而身重矣。然筋之舒，在于血和；而脉之平，在于气足。故治筋必须治血，而治脉必须补气。人若筋急挛缩，伛偻而不能立，俯仰而不能直者，皆筋病也。方用：

当归一两　白芍　薏苡仁　生地　元参各五钱　柴胡一钱　水煎服。

此方奇在用柴胡一味，入于补血药中，盖血亏则筋病，用补药以治筋宜矣。何以又用柴胡以散之，不知肝为筋之主，筋乃肝之余，肝气不顺，筋自缩急，今用柴胡以舒散之，郁气既除，而又济之大剂补血之品，则筋自得其养矣。

## 敛汗方

出汗过，恐其亡阳，不可不用药以敛之也。方用：

人参　黄芪　当归各一两　北五味一钱　桑叶五片　枣仁一钱　麦冬三钱　水煎服。

## 又方

手汗洗法用：

黄芪　干葛各一两　荆芥二钱　防风三钱　水煎一盆，热熏而温洗三次，即无汗。

## 黄水疮方

雄黄　防风各五钱　煎汤洗之即愈。

## 初饮砒毒方

用生甘草三两，加羊血半碗，和匀饮之，立吐而愈，若饮之不吐，速用：

大黄二两　甘草五钱　白矾一两　当归二两　水煎汤数碗饮之，立时大泻即生。

## 大健脾丸方

焦白术二两　人参（乳炙）一两　扁豆（炒）一两　莲子（去心）一两半　云苓一两半　山药（炒）一两　芡实（炒）二两半　陈皮二两　神曲（炒）二两　山楂二两　薏苡仁（炒）三两　麦芽（炒）一两半　黄连（酒炒）二两半　泽泻三钱半　藿香　桔梗　炙甘草各五钱　白蔻三钱半　炼蜜为丸，米汤饮下。

### 疮毒

如神汤：

银花　当归　蒲公英各一两　荆芥　连翘各一钱　甘草二钱　水煎服。

### 治头面上疮

银花二两　当归一两　川芎五钱　桔梗　蒲公英各三钱　黄芩一钱　甘草五钱　水煎服。

二剂全消，治头面上疮，不可用升提之药，最宜用降火之药，切记之。

### 治身上手足之疮疽

银花三钱　当归一两　蒲公英三钱　天花粉五钱　甘草　牛蒡子各二钱　芙蓉叶七片（如无叶用根二钱）　水煎服。

### 统治诸疮

天花粉　生甘草　金银花　蒲公英　水煎服。

二剂痊愈。此方消毒，大有奇功，诸痈诸疽，不论部位，皆可统治之也。

### 治疥方

大枫子三钱　核桃仁二钱　人言一钱　水银一钱

研末为六丸，晚间于心窝上用一丸，以手旋转之，一夜一丸，病轻者用三四丸即愈，重者或再配一料可愈。

### 产后治法

以补气血为主，方用：

人参三钱　当归一两　川芎五钱　益母草一钱　荆芥（炒黑）一钱
水煎服。

有风加柴胡五分；有寒加肉桂五分；血不净加山楂十粒；血晕加炮姜五分；衄血加麦冬二钱；夜热加地骨皮五分；有食加谷芽、山楂；有痰少加白芥子。余则不必胡加。

### 横生倒养

气血之亏也，气血既亏，子亦无力，不能转身而出，遂先出手足，必以针刺之，疼而缩入，急用：

人参一两　当归三两　川芎二两　红花三钱　煎汤灌之。

### 治妇人下瘤

猪悬蹄丸：

蛇床子（微炒）一两　猪悬蹄（炒）一个　皂矾　枯矾各五钱
烧砂（炒）三钱　南乌裨一两　桦皮二钱　食盐（炒）一钱

枣泥为丸，核桃大，雄黄为衣，甘草米泔水洗净人药，三日内，服龙胆泻肝汤，忌食胡椒、荞面、鱼、北瓜、房事百日。

### 又补录定胎方

归身　陈皮　川芎　白芍　熟地　香附　吴茱萸（炮去黑水去蒂梗酒炒）各二分　茯苓八分　丹皮七分

经行过期色淡者，加官桂、炮姜、艾叶醋炒五分，姜一片，水一碗，煎八分，空心服，渣再煎临卧服。经行时服起，连用四剂。

### 滑胎煎

胎气临月，宜常服数剂，以便易生。

当归三五钱　川芎五七钱　杜仲二钱　熟地三钱　枳壳七分
山药二钱　水二樽　煎八九分，食远温服。

如气体虚弱者，加人参、白术随宜用之，便实多滞者，加牛膝三分。

### 大资生丸方

老人用：

人参五钱　茯苓二两　白术三两　山药（炒）一两　薏苡仁一两五钱　建莲二钱（去心）　芡实一两五钱　麦芽（炒）一两　神曲（炒）八钱　白芥子（炒）八钱　陈皮一两　白蔻八钱　扁豆一两五钱　炮姜八钱　当归（酒炒）一两　枣仁（炒）一两五钱　远志七钱　炙甘草（酒洗）八分

共为细末，炼蜜为丸，如弹子大，每服三丸。或以逍遥散，或以归脾汤送下亦可。

## 健脾丸

白术（土炒）二两五钱　莲子（去心）二两五钱　山药（炒）二两五钱　山楂二两五钱　芡实一两　茯苓一两

以上六味，俱饭上蒸晒两次，加神曲五钱，白芍五钱，白色大米虫五钱，陈皮二钱，泽泻二钱。

如瘦极成疳，加芦荟三钱，杜仲二钱。如泄泻，加肉果煨三钱。如内热、口干、大便结，加黄连二钱姜炒；潮热，加柴胡三钱；骨蒸加地骨皮五钱；有虫加使君子三钱；肚腹胀大、大便闭塞、肠鸣作声加槟榔五分、木香一钱，炼蜜为丸，如弹子大，空心米饮送下二三钱，宜常服。

## 治脾泄方

上党参（去芦）四钱　焦白术二钱　云苓块二钱　炒白扁豆二钱　炒薏苡仁三钱　炒谷芽三钱　炒甘草六分　砂仁五分　陈皮八分　加建莲肉（去心炒）七个　水煎服。

## 又治脾泄丸（散）方

於白术米泔浸透切片，米汤拌，蒸晒五次　陈土（炒焦）四两　云苓块米汤拌蒸晒，三两　白扁豆（炒去皮）　薏苡仁（炒）各四两　谷芽（炒）三两　陈皮（汤米拌）一两　甘草（炒）一两　砂仁（略炒）七钱　建莲肉（去心炒）

共为细末，每早服四钱，米汤或开水下，每一钱，加人参末半分和匀。如不用参，则原方加上党参，去芦切片焙，四两。

## 治肝气方

当归二钱　白芍（酒炒）一钱二分　焦白术钱五分　云苓块钱五分　柴胡（醋炒）八分　生甘草五分　丹皮一钱　黑山栀一钱　炮姜三分　水煎服。

## 大滋阴补水丸方

怀大熟地（烘燥）六两　山药三两（炒）　北沙参　抱木茯神（去木人乳拌蒸晒）　枣仁（炒）　沙苑蒺藜（拣净炒）各三两　大麦冬（去心焙）二两　莲须二两　阿胶（蛤粉炒）三两　牡蛎（煅）四两　丹参（炒）二两　败龟板（炙）四两　菟丝子（淘净酒煮烂捣饼干）二两　远志肉（去心）一两二钱　桂圆肉（烘炒）一百二十个　甘草（煎汤泡炒）六钱

右共为末，炼熟蜜为丸，梧子大。

## 又方

鱼膘（煎碎蛤粉炒）一两　沙苑蒺藜（酒洗炒）　全当归（酒洗）各四两　牛膝（酒洗）三两　枸杞子（拣净）三两　蜜为丸黄酒送下

## 神仙附益丸

妇人常服却病方：

香附一斤童便浸透，水洗净，露一宿，晒干，再如此三次用，益母草十二两洗烘为末。再用香附四两，艾叶一两，煮汁，加醋大半，共为末，糊丸梧子大，每日百丸，空心下。

此方能治妇人百病，生育之功如神。胎前产后俱服，神妙无比。药虽不贵，而功效倍常，仙方也。

## 尿方

为风、寒、湿气伤者，用此方：

小茴香二两，用好酒一大碗，猪尿泡一个，将茴香微炒真酒装入泡内，将口控好，沙锅内用水上火煮，以酒尽为度，取出晒干研末，每服二钱，红糖水冲服。

## 又方

因人事过多伤者，用此方：

川大黄（研末）三钱，用鸡子一个，包入泥内，上火烧之，以熟为度，去皮黄，研末，将川大黄末与鸡白共为一处和丸，梧子大，每服三钱，真酒送下，连造三次，服完可痊愈矣。

### 又方

川大黄　牡蛎　芡实各三钱

共为细末，用鸡清和丸梧子大，每服三钱，开水送下，分三日用，服完即愈。

又用八味丸原方，加白果仁七个，三五服即愈。

## 木耳丸

治腰腿痛：

莴苣子（白色）　枸杞子各四两　白木耳半斤　炼蜜为丸

## 治乳疼方

生半夏一个研末　葱白一寸

捣为泥，用绢包之，左乳疼，塞入右鼻孔，右乳疼，塞入左鼻孔内。

## 伤风腿疼方

蒜瓣　荆芥　防风　红花　地骨皮　川乌　草乌　乳香　没药各三钱　透骨草钱半

煎汤洗毕，火干，覆被见汗即愈。如未效，再洗二三次。

## 治腿上湿疮方

榆条　椿条　柳条　桑条　槐条各一两　荆芥　当归　葱胡蒜瓣　川椒各一撮

水十碗，煎五碗洗，洗后敷以银杏散：

银珠一两　杏仁五钱　京粉五钱　研细末

## 治心口痛方

大枣一个去皮核　胡椒七个

共捣烂和匀，汤送下即愈。

### 又方

一个乌梅两个枣，七个杏仁一处捣，男酒女醋送下去，不害心疼直到老。

## 人马平安散

明雄黄　朱砂各一钱　冰片一分二厘　麝香一分五厘　共为细末，瓷瓶收贮。

治男女大小，心口胀闷，水泻痢疾，心腹疼痛等症。用骨簪，男先点左眼，女先点右眼，点之即愈。兼治牛马猪羊等畜。

## 治夏日中暑气红白痢疾方

焦山楂五钱　红糖五钱　白糖五钱　萝卜一个　藿香钱五分

若白痢用红糖一两　若红痢用白糖一两　水煎服。

后附其他经验神方：

## 五子衍宗丸

男服此药，添精补髓，疏利肾气，不问下焦虚实寒热，服之自能和平，旧称古今第一种子方。有能世世服此药，子孙繁衍。

甘州枸杞子八两　菟丝子（酒蒸捣饼）八两　辽五味子（研碎）二两　车前子（捣净）二两　覆盆子四两（酒洗去目）

上各药俱择地道精新者，焙晒干，共为细末，炼蜜丸梧子大，每空心服九十丸，上床时五十丸，白沸汤或盐汤送下；冬月用温服（酒）送下。修合春取丙丁巳午，夏取戊己辰戌，秋取壬癸亥子，冬取甲乙寅卯，忌尼师鳏寡之人见之，及鸡犬畜见之。

## 百子附归丸

女服此药，调经养血，安胎顺气。不问胎前产后、经事参差、有余不足诸证，悉皆治之，殊益胎嗣。此太仆吏鲍璧，台州人，其妻年三十不生育，忽经事不至者十月，腹鼓大无病，皆谓妊娠，一日忽产恶物盈桶，视之皆败痰积血。后复此丸，不期年生一子。张云，彼尝以此二方与人，服无不应者。

真阿胶蛤粉炒成珠　蕲艾叶去筋梗醋蒸干　当归择肥酒洗　川芎去芦　熟地黄去脑取沉水者要怀庆佳者　香附赤心者去毛　白芍药肥长者以上各二两　杵成米，水醋各淹一宿，晒焙干十二两

上为细末，用大陈石榴一枚，连皮捣碎，东流水三升，熬去

滓，面糊为丸，梧子大，每服百丸，空心陈醋点汤下。

## 洗眼仙方

防风五分　硼砂一厘　胆矾二厘半　同煎水洗之立愈。

## 明目补肾方

小红枣十二枚（冷水洗净，去核）　甘枸杞子三钱　马料豆四钱
水二碗，煎一碗，早晨空心连汤共食之。

## 洗眼奇方

方出道藏，不论瞖目、犯土、云雾、风眼、火眼、昏花，久洗
自明，用：

皮硝六钱　桑白皮一两　水煎

每遇日期，热洗数十次。正月初五、二月初二、三月初三、四
月初九、五月初五、六月初四、七月初三、八月初十、九月十二、
十月十二、十一月初四、十二月初四。

以上吉星日子，乃通光明也。其方千金不易，屡用屡验。

## 吐血救急方

吐血不止，用青柏叶一把，干姜三片，阿胶一挺炙。共三味，以
水二碗，煎一碗服。

又，就用吐出血块，炒黑为末，每服三分，以麦冬汤调服。

又，以古金墨磨汁，同萝卜汁，饮之。

痰带血丝，童便、竹沥止之。

又，茜根末二三钱，童便煎服。吐血不止，藕汁加童便良。

又，大苏叶根，捣汁温服。

鼻血欲死，乱发烧灰，水服，方寸匕，吹之。

又，刀刮指甲末，吹之，即止。

## 一人少患血证，用露浆方

中秋前后，用无五棓子，新青布一二匹，扯作十余段，每段四
五尺，五更时，于百草头上，荷叶稻苗上尤佳，先用细竹一根，掠
去草上蛛网，乃用青布，系长竹上，如旗样，展取草露水，绞在桶
中，展湿即绞，视青布色淡，则另换新布，阳光一见即不展。所取

露水，用磁（瓷）罐洗净盛贮，澄数日自清，晚间用男（人）乳一酒杯，约一两半，白蜂蜜一酒盏，人参汤一酒杯，多少同乳，人参须上等四五分不拘，总入一宫碗内，将露水一饭碗，搀入宫碗，共得七八分，和匀，以绵纸封口，用碟盖好。次日五更，烧开水两大碗，将宫碗内露，隔汤整热，睡醒时，缓缓温服之。兰所以杀虫，露去诸经之火，参补气，乳补血，蜜润肺，治一切虚损劳证，奇效。

辛稼轩初自北方还朝，官建康，忽得痛疝之疾，重坠大如杯，有道人教以取叶珠，即薏苡仁，用东方壁土，炒黄色，然后水煮烂，入砂盆内，研成膏，用无灰酒调下二钱，即消。沙随先生，晚年亦得此疾，稼轩亲授此方，服之亦消。然城郭人患不能得叶珠，只于生药铺买薏苡仁，亦佳。

### 治肾虚腰痛方

用杜仲酒浸透炙干，无灰酒调下。

### 又记治食生冷心脾痛方

用陈茱萸五六十粒，水一大盏，煎取汁去滓，入平胃散三钱，再煎热服。

### 又沙随尝患淋

日食白东瓜三大瓯，而愈。

### 治喉闭方

用梧桐子一二十粒，研细，少加醋，服下痰去自愈。

又用帐带散，惟白矾一味，或不尽验。南浦有老医，教以用鸭嘴、胆矾，研细，以酽醋调灌。有铃下一老兵妻，患此垂殆，如法用之，药甫下咽，即大吐，去胶痰数升，立瘥。

又治眼障，用熊胆少许，以净水略调，尽去筋膜尘土，用冰脑一二片，痒则加生姜粉些少，时以银筋点之，奇验。赤眼亦可用。

### 急治时行瘟症方

藿香二钱　紫苏钱五分　苍术钱二分　赤苓三钱　白芷一钱　陈皮钱五分　川朴一钱（姜制）　乌梅四个（打碎）　槟榔一钱　半夏钱

五分（姜制）　桔梗一钱　引加生姜三片　大枣三枚，水三杯，煎成一杯，温服。

## 痰火神丸方

大黄五两（酒蒸极黑）　陈皮一两（去尽白）　白术二两（土炒）前胡二两　枳实二两（麸炒）　山楂二两　生甘草四钱　大半夏二两花粉二两（土炒）

制半夏法：生姜自然汁泡之，三次用姜三两，取汁，滚水半碗入半夏内，一次泡七天，取出焙干，共为细末，老米煮粥捣烂为丸。